薬を使わない薬剤師が教える

血圧を下げるのに降圧剤はいらない

JN027107

薬剤師・栄養学博士
宇多川久美子

河出書房新社

はじめに

本書を手に取ってくださった皆さんの中には、すでに降圧剤を飲んでいる、もしくは健診で「血圧が高めですね、注意してください」といわれて、自分の血圧を下げたい！と気にされている方も多いことでしょう。

高血圧のガイドラインはこれまで何度か改訂されてきており、２０１９年４月25日にも改訂が行われました。

現在の血圧を下げる目標（降圧目標）は診察室血圧で、75歳未満は収縮期（最大）血圧１３０、拡張期（最小）血圧80 mmHg（ミリメートルエイチジー）未満（※1）です（以降１３０／80と表記）。75歳以上は１４０／90未満（※2）です。

成人の場合の１４０／90以上を高血圧とする基準値自体はこれまでと変わりません。

※１　脳血管障害患者（両側頸動脈狭窄、脳主幹動脈閉塞なし）、冠動脈血管患者、CKD患者（蛋白尿陽性）、糖尿病患者、抗血栓薬服用中を含む。
※２　脳血管障害患者（両側頸動脈狭窄、脳主幹動脈閉塞あり、または未評価）、CKD患者（蛋白尿陰性）を含む。

ところが大部分の患者に対する降圧目標を130／80未満に引き下げて、「厳格降圧」に舵《かじ》を切る形となったのです。

今回の改訂時には、欧米の診断基準も考慮されたといいます。欧米で降圧目標を130／80未満と打ち出したことも背景にあり、それに倣《なら》え、ということなのです。この厳しくなった基準に従って、これまで正常範囲だった多くの方が「高血圧予備軍」と診断されることになります。

この降圧目標の変更で、仮に130／80の基準値で試算すると高血圧予備軍が約4300万人から約6300万人（30歳以上の国民の7割）へと増加しますが、この数では、なんと国民の2人に1人が高血圧になってしまうのです。

その結果、健診で「血圧が高めですね」といわれて、降圧剤を飲み始める人が今後はさらに増えることになりかねません。そして処方された薬を「病気を治すもの」「降圧薬は飲み始めたら一生のおつきあい」と信じて、飲み続けてしまうでしょう。

しかし、果たしてそれで良いのでしょうか。

本当にそれほど多くの人達が薬を飲む必要があるのでしょうか。さらには、年齢とともに血圧が高くなった人が、副作用もあまり知らされないまま安易に薬を飲んで血圧を下げ、健康になったと安心してしまうような現状を放っておいて良いのでしょうか。

これでは日本における薬の消費量は増えていく一方です。実際、日本人の1人あたりの薬の消費量は諸外国に比べて圧倒的に多く、日本における薬の売り上げは、アメリカに次いで世界第2位という驚異的な数字なのです。

皆さん、考えてみてください。

血圧は加齢とともに上がるもの。さらに偏《かたよ》った食生活や、肥満、ストレス、運動不足、飲酒、喫煙といった好ましくない生活習慣を長年続けることで、危険な高血圧症を招きます。

まず生活習慣を改善すべきなのに、本当は必要のない人が数値を下げるためだけ

に降圧剤を飲み始める風潮を私は危惧《きぐ》しています。

本書では、高血圧のガイドラインがこれまでにどんな変遷を辿ってきているのかから、降圧剤のリスクと副作用について、薬を飲まずに血圧を下げるためにはどうすればいいかなどを紹介しています。

血圧の数値が気になっていたり、降圧剤を飲むことに不安を感じているなら、本書で一緒にどうしたら良いかを考えていきましょう。

宇多川久美子

目次

第3章　高血圧の原因はさまざま

第4章　薬に頼らず血圧を下げる方法

第1章
高血圧だけ注目されるのはおかしい

血圧のしくみ

高めということが何かと注目されてしまう血圧ですが、そもそも血圧とはなんでしょうか。

「血圧」とは、心臓から送り出された血液が、血管の内壁を押す力（圧力）のことをいいます。体中どこにでも同じ圧力がかかっているのではなく、**心臓に近い血管ほど勢いがあるので圧力が高く、抹消血管にいくほど勢いが弱くなるので、圧力が低くなります。**

血管内をめぐる血液には、体中に酸素、栄養分、免疫細胞などを送るという重要な役割があります。また、身体の各部位で不要になった老廃物や炭酸ガスを、肺や肝臓、腎臓に運んで分解するなどして、体外に排出します。

そして血液は、血圧があるからこそ、体中の血管をかけめぐり、身体の隅々にまで行きわたることができるわけです。

私たち人間は、ふだん直立で生活していますから、心臓より上にある脳に血液を送ったり、心臓から遠い手先や足先など末端にまで血液を送るには、ある程度の圧力がどうしても必要です。このため、身体に酸素や栄養が行き届いていない状態下では血圧が上がり、血液を隅々まで送り届けようとしているのです。

ですから、**血圧が高いということは、「無理をしているよ、流れが悪くなっているよ」という身体からのメッセージなのです。**食事、肥満、運動不足、ストレス、不眠、加齢、遺伝……など、高血圧になる要因はいろいろあります。

このように高血圧の原因はさまざまなのですから、それを突き止めないで薬で血圧を下げておしまい、では危ないと思いませんか？

血圧は、「血管の壁に与える血液の圧力」を示しますから、心臓から送り出される血液量（心拍出量）と末梢血管での血液の流れにくさ（末梢血管抵抗）によってほとんど決まります。このほかには大動脈の弾力性や血液の粘性、血液の循環量なども関わっています。

血圧が上がるのには、必ず何かしらの原因があります。つまり、**基準値で判断され、降圧剤で血圧を下げるということが、上がる原因を取り除いたことにはならないのです**。ですから、降圧剤で一時的に血圧が下がっても、脳や腎臓に必要な血液を行きわたらせようとして、しばらくすると血圧が上がって血流をもとに戻そうとします。

この原理は単位を見ても明らかです。血圧の単位はmmHgといって、血液の圧力を水銀柱の高さに換算したものです。Hgは水銀の元素記号です。

水銀（Hg）は、水（血液）の13倍もの比重があるので、水銀の柱をどれくらいの圧で押し上げられるかという単位となっているのです。「ミリメートルエイチジー」「ミリ水銀柱」など、いくつかの読み方があります。

収縮期血圧と拡張期血圧の違い

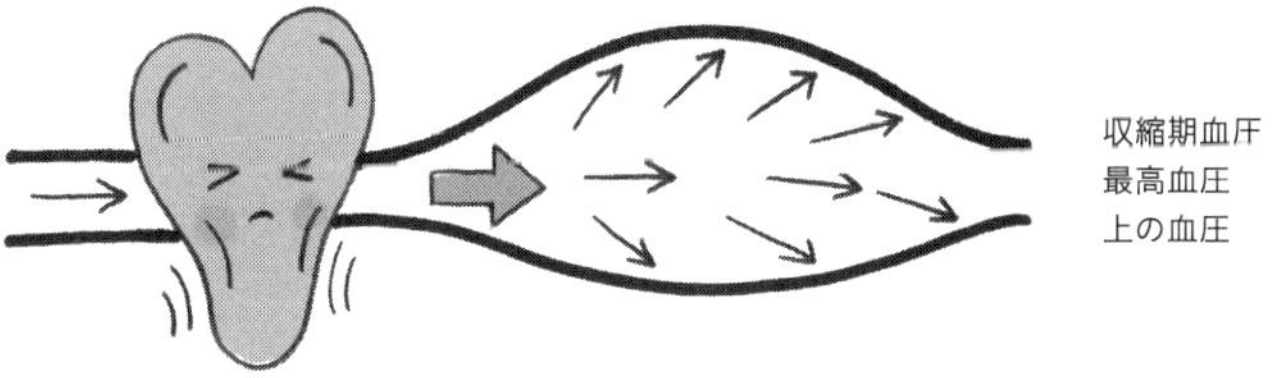

収縮時の血管の圧力

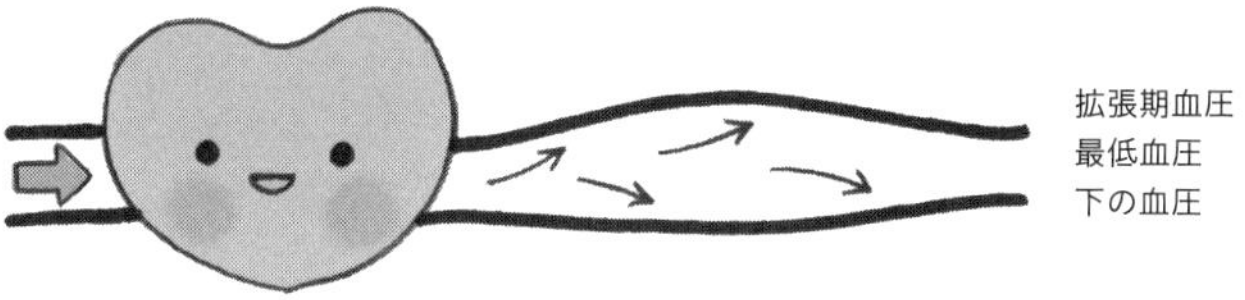

拡張時の血管の圧力

　例えば、血圧１３０mmHgは、水銀の柱を１３０㎜＝13㎝押し上げる力と考えてください。水と血液はだいたい同じ比重なので、水銀が13㎝押し上げられたということは、水だったら１６９㎝押し上げられたことになります。なんと成人男性の身長ほどの高さに押し上げるくらいの圧力だということです。

　よく上の血圧、下の血圧といいますが、これは心臓が縮んだり、拡張したりする「動き」に関係した圧力の違いを表しています。

上の血圧は、収縮期血圧や最高血圧といい、心臓がギュッと縮んで、体中に血液を送るときに起こる血管の圧力です。一方、下の血圧は、拡張期血圧や最低血圧といわれ、心臓が広がっているときの値で、ギュッと縮んだ心臓が、またもとの大きさに戻って、心臓内に血液を吸い込むときにかかる血管内の圧力をいいます。

なぜ降圧剤をすぐ処方されるのか？

現在、日本高血圧学会が公表している治療のガイドラインでは、診察室血圧の高血圧の診断基準は**「収縮期血圧140mmHg以上、拡張期血圧90mmHg以上」**とされています。

高血圧症を診断する際、まずは「収縮期（最高）血圧」の数値を見ることになり

ます。

最高血圧が１４０を超えると降圧剤の服用の適応者とされ、降圧剤を処方しても良い「病気」に認定されるのです。

ところで、高血圧にはふたつのタイプがあります。ひとつめが**原因がはっきりしていない「本態性《ほんたいせい》（一次性）高血圧」で、私たちが一般に「高血圧」という場合は、この本態性高血圧症を指すことがほとんどといっていいでしょう。**高血圧症患者さんのうちの90％を占めています。

食生活、肥満、運動不足、ストレス、加齢、遺伝的な要因などにより発症するリスクが高まると考えられており、生活習慣の改善や降圧剤による治療が行われます。

一方、病気が原因となっている**「二次性高血圧」**があります。

その原因には慢性腎臓病などの腎機能低下に伴う腎実質性高血圧、腎動脈狭窄《きょうさく》に伴う腎血管性高血圧、血圧を調節するホルモンのバランスが崩れる内分泌性高血圧

（原発性アルドステロン症、クッシング症候群、褐色細胞腫、甲状腺機能障害など）、睡眠時無呼吸症候群、遺伝性高血圧、薬剤誘発性高血圧といったものが挙げられます。

私が薬剤師として働いていたころは、「とりあえず」で薬を出していいのだろうかと、不安な思いで患者さんに降圧剤をお出ししていました。最初から薬が必要なのは、腎疾患や内分泌疾患などが原因で、若い頃から発症することが多い二次性高血圧の患者さんで、割合としては全体の10％程度です。

では、なぜ原因がわからないまま、本態性高血圧の患者さんに降圧剤が処方されるのでしょうか。**その原因の一番は、ガイドラインにあると私は思います。**

本態性高血圧のほとんどは、加齢や生活習慣が原因です。ゴムホースを思い浮かべてもらうとよくわかりますが、買ったばかりのゴムホースが若い人の血管だとすると、年齢が進んだ血管は、経年劣化したゴムホースのように、どうしても弾力が落ちて硬くなるため、血流が悪くなります。

そのままでは脳や手足の末端まで必要な酸素や栄養が行き届かないため、血圧を上げることで、酸素や栄養が全身に送られるようになります。年齢とともに、ある程度血圧が上昇するのは、自然の摂理です。しかし、必要以上に上がってしまった場合は、そのまま放置して生活習慣を改めないと重篤な病気につながる可能性もあります。

高血圧は、糖尿病などと同じく、「サイレントキラー」とも呼ばれ、頭痛、ふらつき、動悸《どうき》などの自覚症状が起こるずっと以前から、本人の知らないうちに進行する怖い病気だと信じられています。

日本高血圧学会が発表している「高血圧治療ガイドライン２０１９」では、２０１４年に発表された基準よりもさらに厳格な降圧に舵が切られており、とりあえず早急に薬で基準値まで引き下げることが安全で正しい選択という認識がなされています。投薬の結果、**基準値内に数値がきちんとおさまっていれば、医師も患者さんも、ひとまず安心してしまいます。**

でも、原因を突き詰めないで、数値を下げることだけが注目されるのはおかしいと思いませんか？

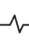

欧米のガイドラインと「高血圧マフィア」の台頭

日本に色濃く影響を与えている欧米のガイドラインの変遷について少し見てみましょう。

欧米の高血圧の基準は、ＷＨＯ（世界保健機関）のガイドラインと、米国政府ＪＮＣ（米国高血圧合同委員会）のガイドラインに則《のっと》っています。

ＷＨＯから最初のガイドラインが出た１９５９年当時は、「年齢とともに血圧が高くなるのは当たり前」として正常血圧を１４０／90未満、異常血圧を１６０／95以上としており、基本的には脳や網膜、心臓、腎臓の異常を調べて治療を行い、異常がない時は「正常な変化」として薬物治療は行っていませんでした。

そして、１９６２年のＷＨＯのガイドライン改訂から１９９９年までの37年間、「60歳を過ぎて血圧が上がるのは、太い血管の柔軟性低下が原因で正常な変化である」としていました。降圧剤治療が必要な場合でも、脳梗塞や腎機能低下といった副作用を危惧し、生活習慣の改善と併用して一時的な使用を推奨していたのです。

また、腎性高血圧や糖尿病性腎症の場合でも、病気自体を治療するといった科学的根拠にもとづいたガイドラインだったのです。

ところが、この後、１９９３年の米国ガイドラインと１９９９年にＷＨＯが改訂したガイドラインでは、基準値が大きく引き下げられ、世界中から厳しい批判を受けることになります。その背景には製薬会社等からの圧力もかかったようです。

当時、製薬会社が多くの降圧剤を開発して、その売り上げを伸ばす戦略として、ガイドラインに力も持つ臨床学会や医師への利益供与により、「薬を売るために病気を作る」ビジネスモデルが出来上がっていたのです。このような集団は「高血圧マフィア」と呼ばれました。

とはいえ2004年にEUで不正な治験を罰する条例が出されたのを受け、アメリカでも、2010年医療保険改革法の中に、「製薬会社や医療機器メーカーから医師に対して利益供与を行った場合の報告義務や罰金」に関する取り決めをしたサンシャイン条項が盛り込まれました。

サンシャイン条項とは、米国の医療保険改革法の一部として作られた法律条項で、法的な強制力をもっています。もし、報告の漏れや意図的な隠ぺいがあれば、最大年間115万ドルの罰金が科せられる可能性があります。

その結果、2014年の米国ガイドライン（JNC8）では、60歳以上を150／90未満とし、ここで「年齢＋90」という、以前の基準値に戻されたのです。30～59歳の人については、140／90未満としています。

ところが、2017年、米国心臓病学会（ACC）と米国心臓協会（AHA）は、

ＳＰＲＩＮＴと呼ばれる大規模臨床試験の結果を反映し、正常血圧の範囲を、従来の１４０／90未満から、１２０／80未満とし、アメリカ全土に激震が走りました。

具体的には、１２０／80未満を「正常血圧」、１２０－１２９／80未満を「血圧上昇」、１３０－１３９／80－89を「ステージ１高血圧」、１４０／90以上を「ステージ２高血圧」と分類することが定義されたのです。

これによりアメリカでは、１２０／80未満を正常血圧の基準とし、**１３０／80以上で高血圧症**と定義されることになりました。

２０１４年人間ドック学会の研究

アメリカのガイドラインが「年齢＋90」の基準値に戻った２０１４年、日本では

4月に日本人間ドック学会と健康保険組合連合会がその共同研究事業で新たな検査値の基準範囲を作成し発表しました。日本でも一大ムーブメントが起こったのです。その内容は、人間ドックを受診した150万人の健診データを統計的に分析したところ、**正常基準範囲の上限を147／94として、95％の人が健康だったという事実でした。**

これは、ものすごいエビデンスで、血圧はこの上限までなら問題ない、という「新健診基準」を打ち出したのです。ところが、日本高血圧学会や、日本動脈硬化学会、日本医師会の大反対を受けて、あっという間に立ち消えてしまいました。

その批判内容は新健診基準が、「超健康人」を対象にしたもので、追跡調査もされていないので信頼性に欠けるため、高血圧症の判定基準にはならない、というものでした。そうした反発を受けて、日本人間ドック学会は、「あくまで正常の人の基準値であり、日本高血圧学会の基準値は病気を判定する基準なので、全く別のものである」「一つの指標として考えてください」というような消極的な発言に変わってしまったのです。

この基準が採用されれば、高血圧患者数は３分の１以下に減ってしまい、そうなると、病院に来る患者さんの数や薬の売り上げが激減してしまうことになります。

人間ドック学会のガイドラインが、年齢、男女別など、細分化しているのに対して高血圧学会のガイドラインは、年齢、男女関係なしに、一律同じ基準になっており、説得力に欠けています。

また、２００８年に発表された、東海大学医学部名誉教授の大櫛《おおぐし》陽一《よういち》先生らが福島県郡山市で約４万１千人を対象にした研究によると、どの年代でも、総死亡率は収縮期血圧１６０まで一定で、上昇するのは、１８０以上という結果が出ています。

そこで、**血圧が１６０／１００までは薬物治療の必要はない**としています。

さらに同研究では、**高血圧治療は脳梗塞になるリスクを上げている**と発表されています。

つまり、脳梗塞のリスクを上げているのは、高血圧そのものではなく、高血圧治療だったというわけです。

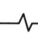

正常血圧＝年齢＋90の時代もあった

１９６０年代の医学部で教えられていたのは、正常至適血圧は「収縮期血圧＝年齢＋90㎜Hg」というものでした。単純に計算すれば、60歳であれば１５０を正常血圧とする時代があったのです。

実は、「年齢＋90」が理にかなっていることを証明してくれるような調査がありま す。

慶應義塾大学医学部の研究グループが実施した調査では、全国の１００歳以上（百寿者）の２５３人の収縮期血圧と自立度との相関関係を調べています。具体的には、収縮期血圧を４段階に分けて、食事、トイレ、入浴、歩行、着替えなどの自立度を調べたのですが、血圧が高いほど自立度が上がっていき、**最も自立度が高かったのは、収縮期血圧が１５６～２２０mmHgの群**だったのです（28ページの図）。

この結果は、加齢に伴って血圧が上がることは、それだけ元気な証拠で、認知症も少ないということをあらわしています。

それにもかかわらず、日本高血圧学会のガイドライン（２０１９）では、**血管の状態が全く違う成人（75歳未満）の場合では、20代と60代の降圧目標値を一律、**１３０／80未満としているのです。

Ⅲ度高血圧（１８０／１１０以上）では、原因を調べることなくすぐに降圧剤を処方し、１４０／90未満にするように定めています。つまり、収縮期血圧では、40も下げることをすすめていることになります。

日本人の百寿者調査

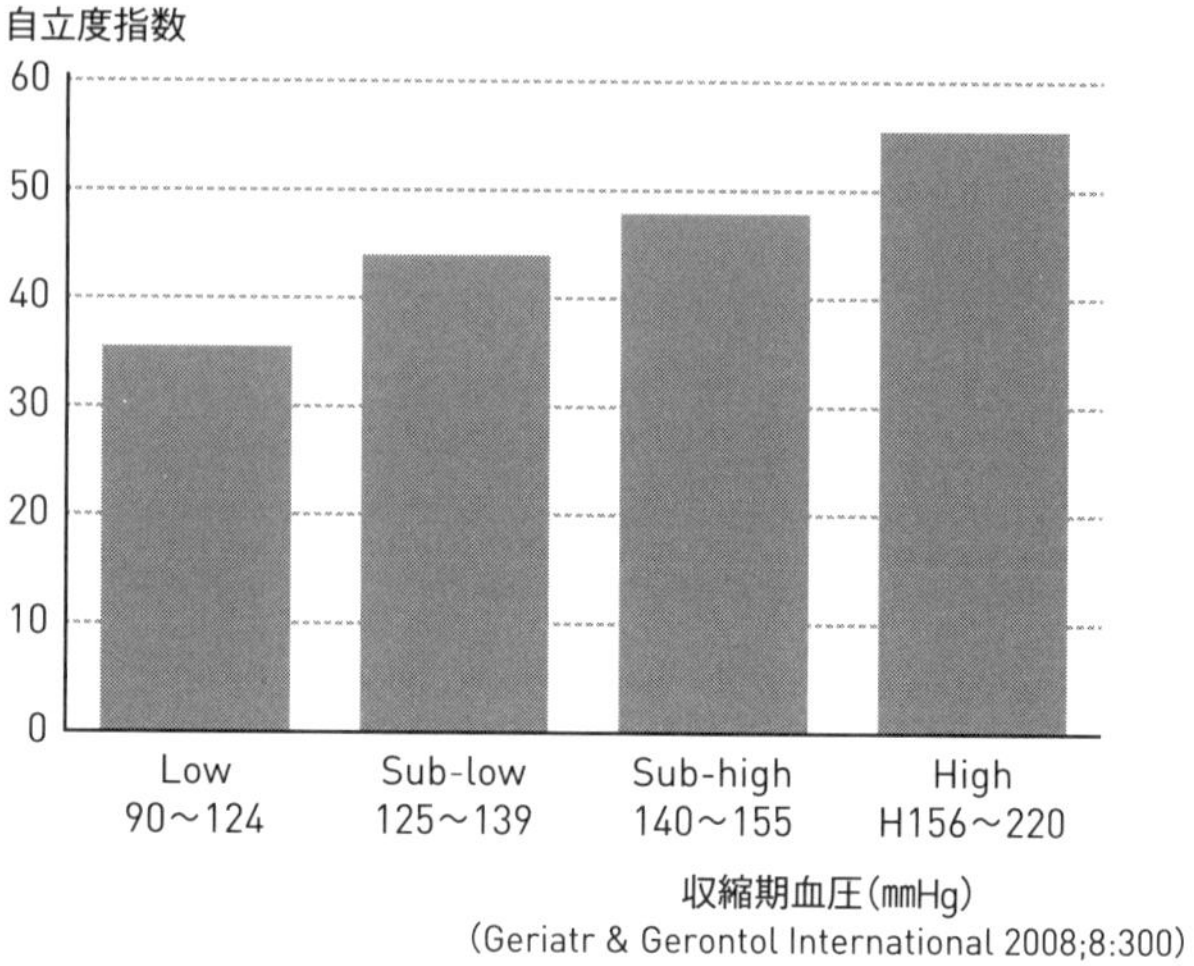

出典:『長生きしたければ高血圧のウソに気づきなさい』大櫛陽一(ベストセラーズ)

そもそも10年、20年かかって上がった血圧を一気に下げることのほうが、実に恐ろしいことといえます。理由があってせっかく身体が頑張って上げている血圧を無理やり薬で下げてしまうことで、血液の流れが滞ってしまうと、炎症を抑え血液の凝固を防ぐNO(一酸化窒素)の分泌が減り、炎症が抑えられなくなり、血液の凝固も防げなくなってしまいます。

NOには、血管を広げる作用

があり、血流が速くなると血管の内皮細胞が刺激されて分泌されます。NOが十分に出ていると血管をやわらかい状態に保つことができ、不足すると血管は硬くなってしまいます。

血流が悪くなれば、身体は再び血流を上げるために血圧を上げようとします。上げようとしている血圧を下げるために降圧剤は2剤、3剤と増えていくのです。

高血圧の基準値が下がれば、高血圧患者が増えて、高血圧患者が増えれば当然薬が売れるようになります。

実は、日本でも沖中重雄《おきなかしげお》先生の著『内科診断学』（初版1948年）で、健康な人の収縮期血圧は「年齢＋90」で、正常な人は年齢とともに血圧は上がるもの、むしろ上がらない人は何らかの異常が隠されている、とされていました。これは、データに基づく正当な基準だったといえます。

そして旧厚労省が1983年に老人基本健診をスタートさせた頃の実施マニュア

ルでは、治療が必要な基準を180／100mmHg以上としていました（『老人保健法に基づく健康検査マニュアル』1987）。

2000年の日本高血圧学会の「高血圧治療ガイドライン」では、59歳以下130／85未満、60歳以上では10歳ごとに異なる降圧目標を設けており、60代140／90未満、70代150／90未満、80代160／90未満に。さらに2004年の日本高血圧学会の改訂では、65歳で段階を設けており、64歳以下130／85未満、65歳以上140／90未満としています。

2014年の改訂では75歳で区切りを作り、75歳以下140／90未満、75歳以上150／90未満とし、32ページのように正常域血圧と高血圧の血圧値の分類がされます。

その後2019年の改訂では、正常域血圧の変更が行われ、降圧目標が75歳未満で130／80未満へと舵を切られるのです。さらに130／80以上の分類には、「正常」の文字が消えています。

つまり、「年齢＋90」ないしは１６０が最高血圧の上限だったものを、１４０に引き下げ、さらに１３０台でも異常に近い領域にしてしまっているのです。

このことに警鐘を鳴らしているのが前述の東海大学医学部名誉教授の大櫛陽一先生です。大櫛先生は、日本総合健診医学会のシンポジウムの中で、男女別、年齢別の基準範囲を発表しました。日本総合健診医学会所属の北海道から沖縄までの、全国45施設70万人のデータを集めて分析し、血圧を含む24項目について、男女別、年齢別基準範囲を発表されています。

この調査では、健診を受けた人から異常の可能性がある人を除いた基準群から計算しているのですが、年齢とともに血圧は上がる、という結果がはっきり出ています（33ページ参照）。

血圧の分類（日本高血圧学会）

●高血圧治療ガイドライン2019

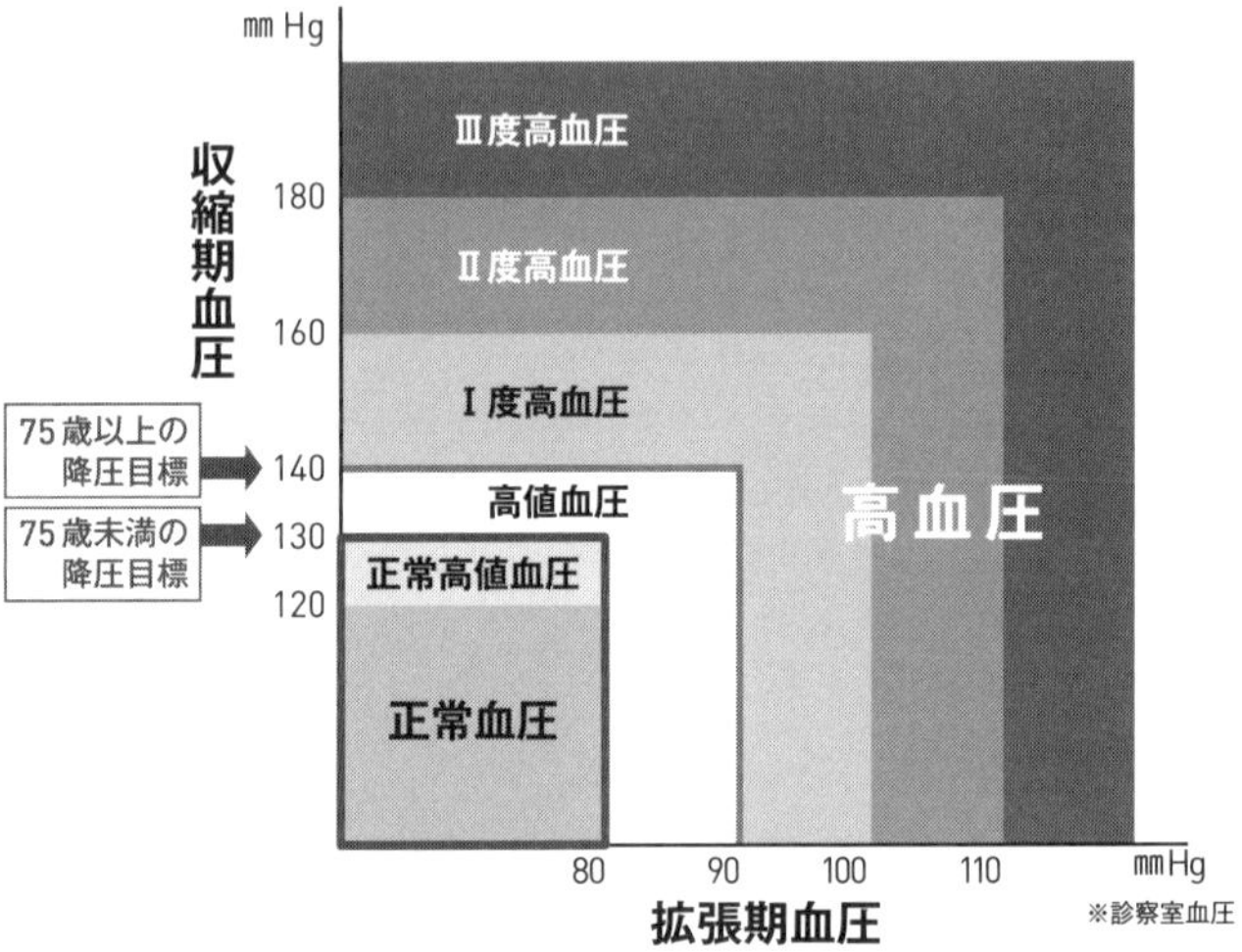

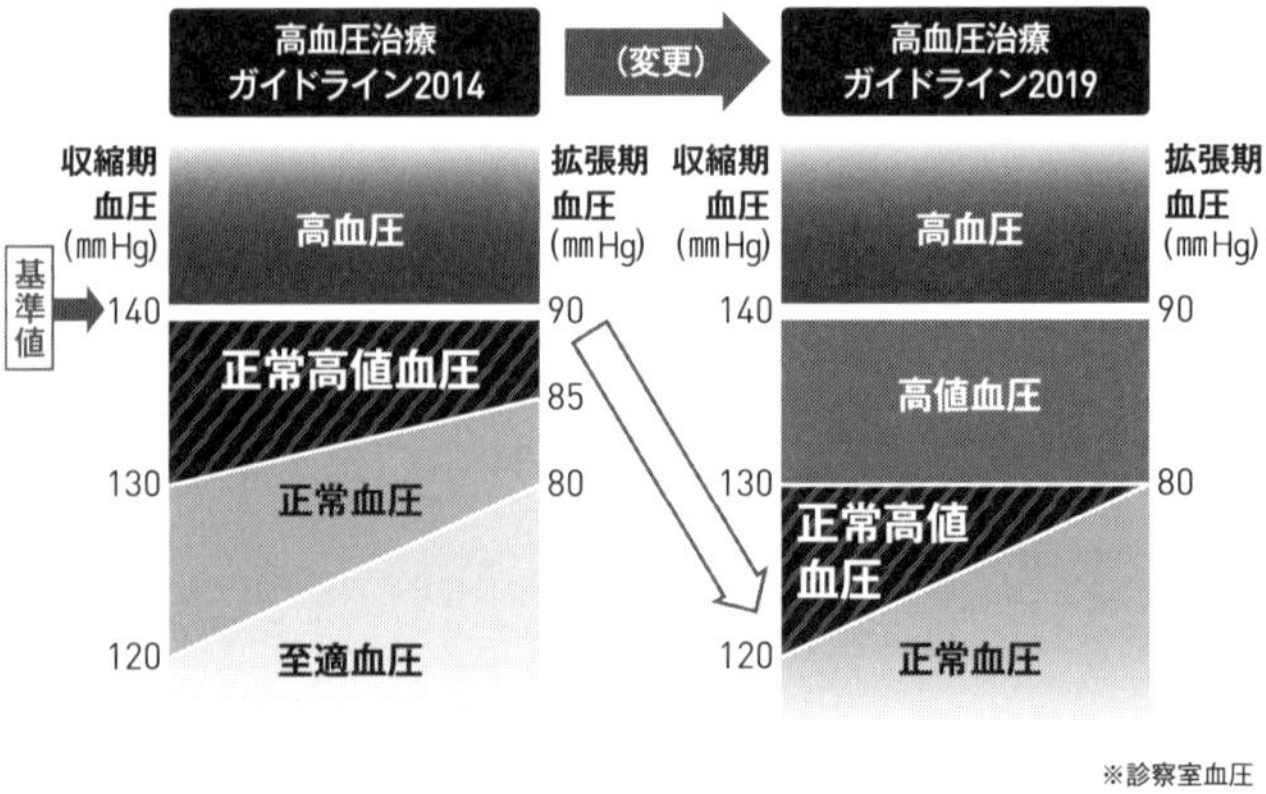

出典：「高血圧治療ガイドライン2014、2019」日本高血圧学会をもとに作成

男女別・年齢別　基準範囲(大櫛陽一先生監修)

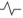

	年齢	収縮期血圧		拡張期血圧	
		下限値	上限値	下限値	上限値
男性	20〜24	96	145	51	85
	25〜29	94	145	53	87
	30〜34	93	145	53	89
	35〜39	92	144	54	92
	40〜44	90	148	54	95
	45〜49	90	150	53	99
	50〜54	90	155	55	101
	55〜59	88	161	56	102
	60〜64	92	164	57	101
	65〜69	98	165	58	100
	70〜74	99	168	57	99
	75〜79	102	167	55	95

	年齢	収縮期血圧		拡張期血圧	
		下限値	上限値	下限値	上限値
女性	20〜24	84	130	48	79
	25〜29	82	129	48	80
	30〜34	80	131	48	80
	35〜39	78	134	49	82
	40〜44	79	138	48	86
	45〜49	82	142	49	90
	50〜54	82	151	49	94
	55〜59	78	159	50	97
	60〜64	88	159	52	97
	65〜69	91	164	54	97
	70〜74	97	165	54	96
	75〜79	100	166	55	95

出典:『長生きしたければ高血圧のウソに気づきなさい』大櫛陽一(ベストセラーズ)

「白衣高血圧」と「仮面高血圧」

自宅などで血圧を測ると正常なのに、医師の診察時や健康診断となると血圧が高くなる、という現象を**白衣高血圧（白衣症候群）**と呼びます。

緊張や病院の待ち時間が長くてイライラしたり、待っている間に病気やほかの心配事を考えていて不安に思ったりといったことも血圧の測定値に影響を及ぼします。

病院という環境で緊張するために起こる、ストレス反応のひとつの考えられ、外来患者の20～30％にみられるといわれています。白衣高血圧が起こりやすいのは、高齢者、非喫煙者、女性、診察室血圧があまり高くない人などですが、健康な人でも、病院では血圧が高めになることがあり、「白衣効果」と呼ばれます。

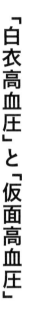

高血圧の診断基準が、診察室血圧と家庭血圧と区別されているのは、白衣効果を考慮してのことです。**診察室血圧は、家庭血圧より5㎜Hg高く設定されます。**

怖いのは、その数値の高さに合わせて降圧剤を処方されてしまうことです。**すでに薬を服用している人なら、今飲んでいる薬では足りないと判断されて薬を増やされてしまうかもしれません。服用が増えるということは、薬の効果も強く出ますから、血圧が下がりすぎてしまう危険もあるのです。**

その結果、フラフラして転倒してけがをしたり、お風呂場で気を失ってしまったり、脳梗塞を起こすなど、命にかかわる事故が起きるリスクも出てきます。

反対に、ふだんは血圧が高いのに病院で測ると正常値になる人もいて、これを**「仮面高血圧」**といいます。朝や夜は血圧が高めなのに昼間は正常値という方もいます。この場合は危険な病気のシグナルかもしれないので医師の診断が必要です。

医師や看護師の目の前ではなく、安静時に自動血圧計で計測する血圧のほうがより実態に近い値が得られるのではないかという考えから、自動診察室血圧を標準化していこうという取り組みもあるようですが、ふだんから家で血圧を測って、家庭血圧の記録をつけることはメリットがありそうですね。

例えば、家庭血圧が、収縮期血圧130台だとしたら、病院で血圧を測ったときに、収縮期血圧が160と出ても、「家ではもっと低い値です」とはっきりと伝えることもでき、間違った処方を避けることもできます。

日本老年医学会が公表している「高齢者高血圧診療ガイドライン2017」でも、「診察室血圧と家庭血圧の診断が異なる場合は家庭血圧の診断を優先する」としています。

血圧は、1日の中でかなり変化しています。例えば主婦ならば、家事をするために身体を動かしているときはもちろん、食事は何を作ろうか、と頭を使っているときにも、血圧は上がります。しかし、食事をしているときには血圧は下がります。消化や吸収のために血液が胃腸に集中するからです。仕事をしている人が、仕事中に資料を読んだり、考えたりしているときには血圧が上がるのは、脳が血液を必要としているからです。そして、食後や夕方から夜にかけては、自律神経のうち、副交感神経が優位になる時間帯なので、血圧は通常は下がります。

とかく緊張しやすい白衣高血圧の人は、朝食前や就寝前など時間を決めて、リラックスして血圧を測ってください。姿勢も正しくした方がより正確に測れます。「血圧手帳」に必ず記録して、病院に行くときには持参しましょう。

下の血圧（拡張期）が高いケース

降圧剤は、収縮期血圧を下げることはできますが、拡張期血圧を下げることはな

かなかできません。ですから、病院で降圧剤をもらっている人でも、拡張期血圧を下げることは大変のようです。

拡張期血圧が高い人は、肥満や運動不足により、動脈硬化が進んでいる可能性があります。動脈硬化が進むと、糖尿病や腎臓病のリスクが高くなるので、食事や運動、睡眠、ストレスなど、生活習慣の改善が必要になってきます。

そもそもなぜ拡張期血圧だけが高くなるのでしょうか。

血圧は、心臓から出る血液の量（心拍出量）と、末梢の細い血管での血液の流れにくさ（末梢血管抵抗）の2つの因子によって決まってきます。このうち、心拍出量は上の血圧（収縮期血圧）と、末梢血管抵抗は下の血圧との関連が大きいと考えられています。

まず、収縮期に心臓から送り出された血液は一度にすべて末梢に行くのではなく、**心臓に近い大動脈に貯留し、これが拡張期に末梢に送られて血圧を形成します。**

薬で下の血圧を下げることが難しいとしたら、何をしたら良いでしょうか。

元々、下が高くなかったのなら、生活習慣を見直すことが数値改善の近道です。

私のところにご相談にみえた50歳男性は、血圧150／120、尿酸値も高く、痛風の発作にも悩まされていました。下の血圧が高いことを心配され、何とか100以下に下げたいと切望されていました。

お話を伺ったところ、食生活にはかなり気をつけていらっしゃいましたが、仕事も自宅でされていて、ほとんど運動の習慣がありませんでした。

第4章でくわしく解説していますが、まずは3日間のファスティング合宿に参加していただき、私の主催するウォーキング教室にも通ってもらいました。自らも、ウォーキングを毎日の日課にするようになって、3カ月後には、血圧140／80になり、尿酸値も基準値になりました。ウォーキングも習慣化されたことで体重も15kg減量、今でも血圧は安定されています。

「キリンの法則」＝基準値には身体の大きさも考慮されるべき

人それぞれ個性があるように、血圧にも個性があって当然だと私は思っています。年齢や性別、身長、体重、そして血管年齢が違うというのに、20代から74歳までがとりあえず同じ目標値まで数値を下げる、ということに特化しているガイドラインは、むしろ無理があると思いませんか。

血圧の話をするときに、私はいつもキリンを引き合いに出します。地上で最も背が高い動物として知られているキリンの血圧は、私たち人間と比較して、高いでしょうか、低いでしょうか、どちらだと思いますか。

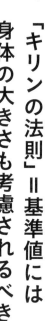

答えは、当然、キリンの血圧の方が高いです。キリンは、心臓から高低差が２ｍもある頭まで、重力に逆らって血流を押し上げるため、平均が２７０／１６０で、高血圧のキリンになると、収縮期が３００と、人間だったらとても耐えられないほど血圧が高いのです。これを私は「キリンの法則」と呼んでいます。

同じ人間同士でも、「キリンの法則」は当てはまると思います。

例えば全日本代表男子のバレーボール選手の平均身長は１９０㎝を超えていて、２ｍを超える選手も多くなっているそうです。身長１５４㎝の私から見たら、バレーボール選手もキリンさんのようなもの。そのバレーボール選手と私が同じ血圧基準なのはおかしいと思いませんか。日本高血圧学会が決めた私の正常血圧は１２０未満で、バレーボール選手の正常血圧も、そう、１２０未満なのです。

「キリンの法則」に則ると、私は、１２０あれば頭まで血液が届きそうですが、バレーボール選手の場合はどうでしょうか？　もちろん、バレーボール選手の血管の状態にもよりますし、選手の血圧が高くなければいけないということではありません。私の血圧よりは高い方が、頭まで血液が回ると思いませんか？

基準値を下げたからといって、脳血管障害や心筋梗塞、狭心症の患者数が大幅に低下したということはないですし、救急車の出動が減ったわけでもないのです。

また、**10年、20年という降圧剤の長期の服用で、「認知症のリスクが高まるらしい」**ということもわかってきました。降圧剤を飲んで、脳の血流が不足してしまうことが理由だと簡単に予想できますが、残念ながらそれを証明することはできません。でも、認知症と診断された人の中には、降圧剤を飲んでいる人が非常に多いことがわかっています。

第2章
降圧剤の怖い副作用

「降圧剤は飲み始めると一生のおつきあい」は本当なのか？

「降圧剤は、飲み始めたら一生のおつきあいになりますから、しっかり続けていきましょうね」「自分の判断で勝手に飲むのをやめたりしないでくださいね」というのは、よく使われるセリフです。

私もかつては薬を処方する際にこのフレーズを一万回以上使ってきました。励ましのように聞こえますが、この言葉の本当の意味は、**「この薬は病気を治すものではなく症状を抑えるだけのものなので、治ったと思って薬の服用をやめてしまえばまた血圧が上がってしまいますよ。それはかえって危険ですから、飲み続けて血圧を低く抑えましょうね」**ということです。

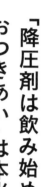

そして、時には医師から「バランスのよい食事を摂りましょう」「運動をしましょう」「しっかり睡眠をとりましょう」といったアドバイスを受ける場合もあるでしょう。ですが、薬を飲めば血圧の数値はとりあえず低く安定するので、ここで安心をして、ほとんどの人が「生活習慣を改善しよう」と思わないまま定期的に病院で血圧測定をし、薬局で薬をもらうといったことが習慣となっていきます。

それほど基準値神話が絶大なのです。

しかし、ここで考えていただきたいのです。なぜ、あなたの血圧は上がってしまったのでしょうか？

前章でも述べたように、ほとんどの高血圧は、本態性高血圧で、その原因のほとんどが、ストレスや不摂生な生活によるものです。ですから、仮に薬で血圧が下がっても、原因がなくなったわけではありません。そして、放っておけば進行していきます。

もしも薬が、古くから口にしてきた自然なものであれば、飲み続けても問題はないかもしれません。しかし、薬は私たちの身体にとっての「異物」なのです。異物が体内に入ってきた時、私たちの身体はどうするかというと、それを一生懸命「解毒」しようとするのです。

消化吸収をしたり、呼吸をしたり、筋肉を動かしたりという、全ての生命活動には酵素が関わっています。

人間の体内には、2種類の潜在酵素「消化酵素」と「代謝酵素」があります。消化酵素は、その名の通り食べ物の消化を助ける酵素で、唾液にはアミラーゼ、胃液にはペプシンなどの消化酵素が含まれています。

一方、代謝酵素は、身体に取り込んだ栄養を体中に行き届かせる新陳代謝をしたり、有害物質などの毒素を汗や尿として排出したり、身体の悪いところを修復して免疫力を高め、自然治癒を促します。解毒する時には、たくさんの酵素を使ってしまうので、身体に負担をかけていることになります。

薬の解毒に代謝酵素が回されるということは、他の代謝に回される酵素がその分減ってしまうということでもあるのです。

それなのに私たちは、安易に薬を服用して、薬は病気を治してくれるありがたい神聖なものだと思いがちです。

薬をやめていいのか？

高血圧の改善には、生活習慣を変える努力が必要で、薬は補助的に使われるべきだと私は考えています。そして、あくまで本人が薬に頼らないで血圧をコントロールする、と決めた時、医師と相談の上、徐々に減らしながら最終的に薬をやめることができるのです。

「お世話になっているかかりつけ医に減薬や断薬のことなど、とても相談できない」という方も多いと思います。「自分が専門家でもないのにそんなこと相談したら、嫌われてもう診《み》てもらえなくなってしまうのではないかと不安」という声もよく聞きます。

でも、よく考えてみてください。万が一診てもらえなくなったら、別の病院に行けばいいだけのことです。今やセカンドオピニオン、サードオピニオンを求めることが患者さんの当然の権利となっている時代ですから、相談したくらいで関係が悪くなる病院なら、早いうちに違う病院に変えた方が得策だと思います。

一方、まだ降圧剤を飲み始めていない方にぜひ提案したいのは、健康診断で基準値を超えたとき、病院の医師に降圧剤を処方してもらう前に、

「薬をすぐには飲みたくないので、血圧を自宅で測りながら、減塩や食生活の改善、運動を取り入れて様子をみたい」

「その薬の薬品添付文書を読んでからにします」

と主治医に相談することをおすすめします。1カ月ほど、本書の第4章で紹介している食事や運動を試してみたら、きっと変化が出てくるでしょう。

降圧剤は一度飲み始めてしまったら、なかなかやめることができないので、**まだ飲まないうちに、自分の血圧や自分の身体のことをしっかり知る期間をもうけることが非常に大切だと思います。**

ただし、二次性高血圧の方や、糖尿病や腎臓病を併発している患者さんの場合は、リスクを伴いますので主治医に従うようにしてください。

降圧剤のしくみと種類を知ろう

降圧剤は、働きによっていくつかの種類があります。

代表的な降圧剤に、**ARB、ACE阻害薬、カルシウム（Ca）拮抗薬、利尿薬、β遮断薬（ベータブロッカー）**があります。ほかにα1遮断薬もありますが、利尿薬に比べて心不全発症が約2倍に増えたことから早期中止となり、その後はほとんどの高血圧治療ガイドラインの第一選択から外されました。

したがって、高血圧のプライマリーケアの場面でα1遮断薬が使用されることは少なくなっています。

●ACE阻害薬とARB
➡血管を収縮させるアンジオテンシンの合成や作用を抑えて血圧を下げる

ACE阻害薬とARBは、体内で血圧を上げる働きをするアンジオテンシンⅡに働きかける薬剤です。

アンジオテンシンとは、アンジオ（血管）テンシン（引き締める）という名のとおり、血圧上昇（昇圧）作用を持つ生理活性物質で、タイプがⅠ～Ⅳの4種が存在し、これらのうち、アンジオテンシンⅡ～Ⅳは心臓の収縮力を高め、細動脈を収縮させることで血圧を上昇させます。なお、アンジオテンシンⅠには血圧を上昇させる効果はありません。

アンジオテンシンⅡは血管を強力に収縮させたり、腎臓でのナトリウムや水分の排泄を抑えて、血液量を増やす作用があり、血圧を上げる働きをしています。ＡＣＥ阻害薬とＡＲＢは、どちらもアンジオテンシンⅡの働きを阻害して、血管の過剰な収縮を抑制して血圧を下げる働きをします。

ＡＣＥ阻害薬は、アンジオテンシンⅡを作り出す酵素の働きを阻害し、アンジオテンシンⅡの生成を抑制します。

一方、ＡＲＢは、アンジオテンシンⅡ（Ａ）受容体（Ｒ）ブロッカー（Ｂ）の略称で、アンジオテンシンⅡが受容体に結合するのを妨ぎます。

アンジオテンシンⅡは、その受容体に結合して初めて血管を収縮させ血圧を上げるため、ＡＲＢの働きにより受容体への結合を阻止すれば、血圧を上げることはで

ARB(アンジオテンシンII受容体拮抗薬)	作用	一番多く使用されている降圧薬で最も新しい薬。血管を収縮させて血圧を上げるアンジオテンシンII受容体に特異的に結合し、アンジオテンシンIIの生産を抑えます。長期的に腎機能の悪化を抑えるといわれています。
	製品名	アジルサルタン(アジルバ)、ロサルタン(ニューロタン)、テルミサルタン(ミカルディス)、イルベサルタン(アバプロ)、バルサルタン(ディオバン)、カンデサルタン(ブロプレス)、オルメサルタン(オルメテック)など 主な副作用:めまいなど(ただし頻度は低い) 注意点:慢性腎臓病患者の腎臓機能低下 禁忌:妊婦、授乳婦、高カリウム血症

ACE阻害薬	作用	血管を収縮させて血圧を上げる物質アンジオテンシンIIの生産を抑制します。冠動脈疾患の発症リスクを抑えます。空咳が主な副作用です。
	製品名	カプトプリル(カプトリル)、エナラプリル(レニベース)、アラセプリル(セタプリル)、デラプリル(アデカット)、ベナゼプリル(チバセン)など 主な副作用:作用する過程で、体内で増えるブラジキニンによる空咳 2〜3割の方に投与後1週間から数ヵ月で見られ、服用をやめると症状はすぐになくなる 注意点:一部の糖尿病治療薬と併用で血管神経性浮腫(突然皮膚や喉、舌などが腫れ、息苦しくなる症状)が起こる場合がある。ARBと同様、慢性腎臓病患者さんの腎臓機能低下 禁忌:妊婦、血管神経性浮腫、高カリウム血症

カルシウム(Ca)拮抗薬	作用	血管を収縮させるカルシウムイオンが細胞内に入らないように働きかけて、血管を広げて血圧を下げる薬。降圧効果は比較的確実で、狭心症にも有効です。グレープフルーツを食べると、薬が効きすぎるようになります。
	製品名	▶ジヒドロピリジン系(急速・強い) シルニジピン(アテレック)、アムロジピン(アムロジン・ノルバスク)、ニフェジピン(アダラート)、ニルバジピン(ニバジール)、アゼルニジピン(カルブロック) ▶ベンゾジアゼピン系(緩徐・弱い) ジルチアゼム(ヘルベッサー) 主な副作用:動悸、頭痛、ほてり感、浮腫、歯肉増生、便秘など 注意点:グレープフルーツやセントジョーンズワートとは併用しない 禁忌:徐脈(非ジヒドロピリジン系)

利尿薬	作用	腎尿細管での塩分(Na)、水分の再吸収を抑制し尿からの排泄を促し、循環血液量を減少させて血圧を下げる薬。降圧効果が比較的良好で安価。また、他の降圧薬の効果を強める作用があります。利尿薬は、サイアザイド系利尿薬と、ループ利尿薬、およびカリウム保持性利尿薬(アルドステロン拮抗薬)に分かれ、作用や副作用がそれぞれ異なります。
	製品名	トリクロルメチアジド(フルイトラン)、ベンチルヒドロクロロチアジド(ベハイド)、ヒドロクロロチアジド(ヒドロクロロチアジド)、インダパミド(ナトリックス)スピロノラクトン(アルダクトンA)、エプレレノン(セララ)など 主な副作用:低ナトリウム血症、低カリウム血症などの電解質異常、耐糖能低下、高尿酸血症など代謝系への影響、脱水 注意点:塩分の排出を促す際に、低カリウム血症になることがあります。低カリウム血症予防としては、カリウムを排出しないタイプの利尿薬やカリウム製剤を併用したり、果物などを積極的に摂取など 禁忌:サイアザイド系は低カリウム血症・痛風
β遮断薬	作用	自律神経の交感神経(心臓の働きを活発にし、血管を収縮する)の働きを抑制し、昇圧系を抑え、心拍出量(心臓から血液が送り出される量)を抑える薬。最初に使う第一選択薬からは外れましたが、必要に応じて使用されます。虚血性心臓病への効果が大きく、頻脈性不整脈や心不全にも有効です。副作用は徐脈です。
	製品名	アテノロール(テノーミン)、ビソプロロール(メインテート) ベタキソロール(ケルロング)、プロプラノロール(インデラル) ニプラジロール(ハイパジール)など 主な副作用:作用の影響で脈拍数が減少する徐脈、糖・脂質代謝に悪影響を及ぼすことがある 注意点:喘息患者さんは服用することができません 禁忌:喘息、高度徐脈、レイノー症状、褐色脂肪腫

きないのです。

●カルシウム（Ca）拮抗薬
↓血管でのカルシウムの働きを抑えて血管を拡張させて血圧を下げる

カルシウム拮抗薬には、2つの作用があります。カルシウムイオンが血管壁の細胞内に流れ込むのを抑えて血管を広げる作用と、腎臓への血流を増やすことで血液中の余分な水分を尿として排泄させる作用です。

心臓や血管が収縮する時には、血管壁の細胞内にカルシウムイオンが流れ込みますが、それを抑えれば、血圧の上昇が防げるわけです。

また、血管内のナトリウムが多いと、ナトリウム濃度を下げるために血管内の水分が増えるので、血液量が増えて血圧が上がるのですが、腎臓への血流を増やせば余分なナトリウムや水分が排泄されて、血液量が減って血圧が下がります。

●利尿薬

↓血液中の水分を腎臓から尿に排泄して血圧を下げる

利尿薬は、血液中の余分な水分やナトリウムを尿として体外に排泄させて、体内の循環血液量を減少させて血圧を下げる薬剤です。脱水になると腎機能低下を招くため、使用には注意が必要です。

●β遮断薬（ベータブロッカー）

↓交感神経のβ受容体の働きを抑えて血圧を下げる

β遮断薬は、慢性心不全などで弱まった心臓の働きを補うために活発になる交感神経のβ受容体の働きを抑えて、心臓から拍出される血液の量を抑えたり、血管の収縮を弱めたりして、血圧を下げます。長期服用で慢性心不全の悪化を防ぎます。

高血圧の**第一選択薬として使われる薬は、ＡＲＢ、ＡＣＥ阻害薬、カルシウム拮**

抗薬、利尿薬の４種類があり、β遮断薬は、他のものと併せて使われています。

ＡＣＥ阻害薬とＡＲＢは、動脈硬化が進んだタイプの高血圧に使われます。カルシウム拮抗薬は、動脈硬化が進んだタイプと余分な水を排泄できていない塩分の摂りすぎの人や、年齢とともに腎機能が低下したタイプの人に効果があります。

利尿薬は、塩分の摂りすぎが原因のタイプや、年齢とともに腎機能が低下して、ナトリウムを尿とともに排泄する働きが落ち、血管中にナトリウムが増えて循環血液量が多くなって血圧が上がるタイプの高血圧によく効きます。

薬の併用について推奨される組み合わせは、**カルシウム拮抗薬とＡＣＥ阻害薬またはＡＲＢ、カルシウム拮抗薬と利尿薬、カルシウム拮抗薬とβ遮断薬、ＡＣＥ阻害薬またはＡＲＢと利尿薬です。ＡＣＥ阻害薬とＡＲＢは、同じ系統の薬なので、同時に処方されることはありません。**

慢性腎臓病患者さんに対しては、最初に推奨されるのがＡＲＢで、それと併用する薬剤としては、降圧作用が迅速で確実なカルシウム拮抗薬が選択されます。

糖尿病を合併した高血圧患者さんには、ＡＲＢまたはＡＣＥ阻害薬が推奨されています。十分な効果が得られない場合は、ＡＣＥ阻害薬とカルシウム拮抗薬の併用が推奨されています。

２０１８年の国内の降圧剤市場（薬価ベース）のベスト10は次のとおりです。

それまで首位だったオルメテック（成分名オルメサルタン）の特許が切れて、ジェネリック（後発品）に置き換わったため、トップがアジルバに交代となりました（ジェネリックについては後述します）。

①アジルバ錠20㎎（ＡＲＢ）
②アムロジピンOD錠５㎎（Ca拮抗薬）
③オルメサルタンOD錠20㎎［ＤＳＥＰ］（ＡＲＢ）
④ザクラス配合錠ＨＤ（ＡＲＢ＋Ca拮抗薬）
⑤アムロジピンOD錠２・５㎎［トーワ］（Ca拮抗薬）

⑥ビソプロロールフマル酸錠2・5㎎［日医工］（β遮断薬）
⑦テルミサルタン錠40㎎［DSEP］（ARB）
⑧シルニジピン錠10㎎［サワイ］（Ca拮抗薬）
⑨カンデサルタン錠4㎎［あすか］（ARB）
⑩レザルタス配合錠HD（ARB＋Ca拮抗薬）

血圧の薬は、毎日同じ時間に飲むようにしましょう。万一薬を飲み忘れた時の対処法は薬によって異なりますので、事前に医師に指示を仰いでおくことはとても重要です。

ついやってしまいがちですが、たとえ飲み忘れても、まとめて飲むことはよくありません。飲み忘れたり、飲みすぎたりして、血圧の乱高下が繰り返されると、血管に傷をつける原因にもなるので、注意が必要です。

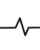

薬では下げることはできても上げられない⁉

実は、薬にはある性質があります。それは、上から押さえつけることが得意だということです。血圧、血糖値、コレステロール値にしても、上から押さえて下げることはできるのですが、反対に、下から上げることは得意ではないのです。

本来、血圧の基準値からいえば、上が１５０あると高すぎて危ないから下げるのであれば、上が１００以下なら低すぎて危ないから、１２０台まで上げることが必要なはずです。

ところが、上げることは得意ではないので、「体はだるくないですか」「朝起きられますか」という軽い質問をされるだけで、「じゃあ、大丈夫ですね」となります。

血圧が低いことは問題視されないのです。

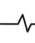

降圧剤を飲む際のリスクとは？

一般的に、降圧剤や鎮痛薬は血流を抑える作用があり、身体を冷やすため、免疫力が下がるなど、身体にさまざまな影響があります。

また、すべての降圧剤の医薬添付文書には、「高齢者への投与」の項で、「慎重に投与」「過度の投与は好ましくない」「脳梗塞が起こる恐れがある」という記述があります。

降圧剤で血圧を下げることは、好ましくない反応も伴うことになります。降圧剤で血管が広がると、血圧は下がりますが、血流の勢いも下がり、血液が身体の隅々まで行きわたらなくなるというリスクが生じます。

特に心臓から上にある脳や、心臓から遠くにある手足の末端への血流不足を起こすことで、酸素や栄養が届きにくくなり、頭がボーッとしたり、頭痛がひどくなったり、肩が凝ったり、だるくなったり、手足がしびれたり、歩行がおぼつかなくなったりもします。

また、めまい・ふらつきからの転倒によって腰や脚を骨折し、そのまま寝たきり状態になって認知症を招く、といった負のスパイラルに入っていく原因のひとつになっていると考えられます。

お酒をよく飲む人は、意識障害の危険性もあります。アルコールが体内に入ると、血管が拡張し、血圧が下がりますが、降圧剤を服用していると相乗効果で血圧が下がりすぎることがあるからです。飲んでそのまま公園のベンチで寝てしまったりしたら、とんでもないことになりかねません。

入浴時にも危険があります。湯船に入れば、まずは一気に血圧が上がりますが、そのあとはどんどん下がっていきます。特に降圧剤を飲んでいると、血圧が下がりすぎて意識障害が起こり、溺死してしまうことさえあります。

あまり知られていませんが、日本で入浴中に死亡する人は、年間約2万人もいて、交通事故死の約5倍にも上るため、浴室での意識障害を甘くみることはできません。

さらに高齢者は、降圧剤で脳の血流が悪くなることで酸素や栄養が行きわたりにくくなり、脳の活動が阻害されて、脳血管性の認知症になる可能性もあります。

脳の血流悪化により血管も詰まりやすくなるので、車を運転中に一過性脳虚血発作などで運転ができなくなり、事故で命を落としたり、あやうく落としそうになるといった事例もあるのです。**一過性脳虚血発作とは、一時的に脳の血管が詰まって短時間で再開するといった脳梗塞の前触れの発作です。**

医師から「ちょっと血圧が高めなので、降圧剤を飲んだほうがいいでしょう。弱いお薬なので、安心して服用できます」とすすめられても、いわれたとおり、すぐに服用を始める前に、降圧剤を飲んで血圧が下がりすぎてしまうリスクもあるということを知っておいてほしいと思います。

強すぎる降圧効果は危険な場合も

人間は、血圧なしでは生きられず、特に高齢者の場合、ある程度血圧が高くないと血液が回らないようになっているのです。

前述しましたが、大櫛陽一先生が、福島県郡山市で高血圧の治療を受けている約4万1千人を対象に調査したところ、180／110以上ある人が降圧剤を使うと、降圧剤を使わない人より脳梗塞による死亡率が約5倍も高くなったそうです。

高齢者が高血圧で総死亡率が高まるのは、強すぎる降圧治療が原因ということも大いに考えられます。

降圧剤の副作用

では、それぞれの降圧剤の副作用を見ていきましょう。薬の特徴によって副作用もまちまちのため、副作用が強く出たら医師に相談して薬を換えてもらう必要があります。

また、一緒に摂取してはいけない食材もあるので、きちんと認識を持った上で服用してください。

●ARB

現在一番使われている降圧薬がＡＲＢで、長期的に腎機能の悪化を抑えるともいわれています。

アジルサルタン（**アジルバ**）、**ロサルタン**（**ニューロタン**）、**テルミサルタン**（**ミカルディス**）、**イルベサルタン**（**アバプロ**）、**バルサルタン**（**ディオバン**）、**カンデサルタン**（**ブロプレス**）、**オルメサルタン**（**オルメテック**）などがそうです。

主な副作用は、**めまい**ですが、頻度は低いといわれています。

●ACE阻害薬

ACE阻害薬は、**カプトプリル**（**カプトリル**）、**エナラプリル**（**レニベース**）、**アラセプリル**（**セタプリル**）、**デラプリル**（**アデカット**）、**ベナゼプリル**（**チバセン**）などがあり、代表的な副作用が**空咳**です。

薬が作用する過程で、体内で増えるブラジキニン（血圧降下作用を持つ生理活性物質）によって引き起こされるもので、２〜３割の人に投与後１週間から数カ月で見られます。

これは、とても顕著な副作用で、服用をやめると症状はすぐになくなることが多いようです。

一部の糖尿病治療薬と併用で血管神経性浮腫（突然皮膚や喉、舌などが腫れ、息苦しくなる症状）が起こる場合があり、注意が必要です。

また、慢性腎臓病患者の腎機能低下を引き起こす可能性があるので、妊婦、血管神経性浮腫、高カリウム血症の人は飲まないでください。

注意点・禁忌がＡＲＢと同様なのは、どちらもレニン・アンジオテンシン系という血圧を上げる系統を抑える働きがある兄弟薬だからです。ほとんどの新薬と同様で、妊婦さんには禁忌となっています。

●カルシウム（Ca）拮抗薬

カルシウム拮抗薬は、**ジヒドロピリジン系（急速・強い）のシルニジピン（アテレック）、アムロジピン（アムロジン・ノルバスク）、ニフェジピン（アダラート）、**

ニルバジピン（ニバジール）、アゼルニジピン（カルブロック）とベンゾジアゼピン系（緩徐・弱い）のジルチアゼム（ヘルベッサー）などがあり、主な副作用としては、**動悸、頭痛、ほてり感、むくみ、便秘**などです。

よくみられる副作用として、歯茎が腫れて入れ歯が合わなくなったりします。特にアムロジン、ノルバスクは、常用するとめまいやふらつきを起こすことがあるため、注意が必要です。

通常、カルシウム拮抗薬は、１日１回朝に飲む場合が多く、少しずつ溶けていって、１日中血中濃度を保つようになっています。

ところが、グレープフルーツと一緒に飲んだり、ハーブのセントジョーンズワートと併用すると、薬が急に強く作用し、すぐに効果がなくなってしまうので、血圧が急降下した後に、急に上がるというような乱高下につながります。これが一番血管を傷つけてしまうので気をつけてください。

そして、徐脈の人は非ジヒドロピリジン系の薬（ジルチアゼム）は服用しないよう注意が必要です。

●利尿薬

利尿薬には、**トリクロルメチアジド（フルイトラン）**、**ベンチルヒドロクロロチアジド（ベハイド）**、**ヒドロクロロチアジド（ヒドロクロロチアジド）**、**インダパミド（ナトリックス）**、**スピロノラクトン（アルダクトンA）**、**エプレレノン（セララ）**などがあります。

主な副作用は、**頻尿**、それに伴う**脱水**、**低ナトリウム血症**、**低カリウム血症などの電解質異常**、**耐糖能低下**、**高尿酸血症**など代謝系への影響などです。

注意点として、塩分の排出を促す際に、低カリウム血症になることがあります。低カリウム血症予防としては、カリウムを排出しないタイプの利尿薬の使用や、カリウム製剤の併用、果物の積極的な摂取などです。

サイアザイド系（トリクロルメチアジド、ベンチルヒドロクロロチアジド、ヒドロクロロチアジド）は、低カリウム血症・痛風の人は悪化する可能性があるので飲まないでください。利尿薬を飲んでいて、だるさを感じたら、血中のナトリウムが少なくなりすぎている可能性があるので、主治医に早急に相談して減薬や中止をする必要があります。

また、利尿薬は、血中のアルブミンと結合して尿細管内に運ばれ、利尿効果を発揮します。アルブミンとは、アミノ酸が６００個ほど連なった小さなタンパク質のひとつで、血液中の血漿タンパク１００種類のうち60％を占めます。私たちの血管中の血液量や体内での水分の量を調整して、血液の浸透圧を維持するという重要な役割を担っています。

利尿薬を増やす場合、**低アルブミン症**を起こす場合もあり、浮腫、低栄養、貧血といった症状が出る場合もあるので、高齢者が服用する場合などは特に注意が必要でしょう。

●**β遮断薬**

β遮断薬には**アテノロール（テノーミン）、ビソプロロール（メインテート）、ベタキソロール（ケルロング）、プロプラノロール（インデラル）、ニプラジロール（ハイパジール）**などがあります。

主な副作用は、**心臓の機能を抑えたり、脈拍数が減少する**ことで、徐脈の人や、糖・脂質代謝に悪影響を及ぼすことがあります。

喘息、高度徐脈、レイノー症状、褐色脂肪腫の人は使用できません。

ジェネリック（特許の切れたもの）について

薬には特許があるのですが、その特許期間が切れた後に、他の製薬会社も同じ製法を使って同じ有効成分の薬を作ることができます。そうすると、特許が切れた途端、**ジェネリック（後発医薬品）**が、雨後のタケノコのようにゾロゾロ出てくるので、ゾロ品ともいわれます。

降圧剤は、最も市場規模の大きい薬で、何百種類ものジェネリックがあります。先発薬と同等の効果が期待できて、安全性にも問題がなく安価であるならば、ジェネリックに切り換えたいと考える人も多いのではないかと思います。

２０１４年にＡＲＢの「ディオバン」（ノバルティスファーマ）の特許期間が切れて、各社から厚生労働省に降圧剤ジェネリックの製造申請が相次ぎ、いまや共通薬品名**「バルタルサン」**が34社１４０品目で承認されて販売されています。まさにゾロゾロと出てきて、ここで熾烈な販売競争が始まるわけです。

実は、ジェネリック医薬品のメーカーには、先発薬メーカーほど技術的な蓄積がないので、**先発薬と同等の効果が得られないこともあります。**

そこで、最も無難なのは、オーソライズド・ジェネリックといい、先発薬のメー

カーが作ったジェネリックを選ぶことです。先発薬と同じ原料と添加物を使って同じラインで製造しているので、先発薬と同等か、近い効果が期待できる上、価格が先発薬の約半分に設定されています。

ただし、ジェネリックの大手メーカーの中には、質の良い薬を作っている会社もありますし、**水なしで飲めるOD錠（口腔内崩壊錠）を作ったり、先発薬より飲みやすい剤型にするなど工夫をしている会社もあります。**

皆さんも、薬局で薬をもらう時に「先発薬のままにしますか、ジェネリックに換えますか」と一度は聞かれたことがあると思います。

そんなときには、薬剤師さんにどんなタイプのジェネリックがあるのか、聞いてみてください。ジェネリックに換えた場合、30年の服用で保険適用3割負担として、4～20万円の節約になります。

先発薬のメーカーが、その子会社や別会社名義でオーソライズド・ジェネリックを製造するのは、長期間保持していた先発薬のシェアを可能な限り保持し続けたいからです。

オーソライズド・ジェネリックは、先発薬開発メーカーからの特許の使用許可を得て、特許が切れる半年前から独占販売ができるようになっています。新薬を開発するには、莫大な開発費がかかっているわけですから、先発薬製造メーカーは、特許期限内に何とかその開発費を回収しなければなりません。新薬の開発から20年、最大25年という特許期間内でも、毎年薬価が下げられていき、特許が切れた途端に後発医薬品がゾロッと出てきて、さらに薬価が下げられるのです。

米国では、２０１８年7月バルサルタンのジェネリック医薬品に、発がん性物質が混入した問題で、製薬会社と販売業者を相手取った訴訟が相次いでいます。今後2年間で二千件以上になると予想されています。

これは、中国の華海薬業が製造したもので、ＦＤＡ（アメリカ食品医薬品局）の下で回収が行われています。不純物の入ったバルサルタンは多くの大手製薬メーカーに販売されていました。

データ改ざんされた薬が一番処方される不思議

ここで、ARBにまつわるディオバン事件のお話をしましょう。

ディオバンは、ARBのトップの売り上げを持っていたノバルティスファーマ社が製造したARBの商品名です。ACE阻害薬の特許期限が迫り、ジェネリックが続々と出てきて、ACE阻害薬の売り上げが激減すると予想されたころ、兄弟薬であるARBが開発されて、「新しくて、ものすごくよく効いて、しかも安全」という触れ込みのもと、ディオバンの大キャンペーンが繰り広げられました。

後々大問題になったのは、2002年にノバルティスファーマ社が日本の5つの大学病院の医師と組んで、効果を高くみせかけるためにあるデータを改ざんしたことです。

具体的には、「ディオバンは糖尿病の高血圧患者さんの脳卒中などを予防する効果が大きかった」ということにしたのです。血圧への効きがよくて脳梗塞も防げるのなら、誰しもディオバンを使いたいと思うでしょう。データの改ざんにより、ディオバンは爆発的に売れて、ノバルティスファーマ社の売り上げはトップになりました。しかし、改ざんが明らかとなりディオバンの追加的効能に関する論文ねつ造の疑いで同社の元社員が逮捕され、法人も起訴されました。

その後、しばらくの間、ディオバン非買運動が起こったのですが、今ではそんなことはなかったかのように、また使われるようになっています。

また、武田薬品のＡＲＢブロプレスの脳卒中等の発現率が他社製品と有意差がないにもかかわらず、他社より低くみえるように強調した「ゴールデンクロス」という表現をしたことが判明し、武田薬品に業務改善命令が出されました。

こうした製薬会社によるデータの改ざんは、一見なりをひそめたように見えるものの、水面下では何も変わっていないのかもしれません。

降圧剤で脳と眼にダメージが起こりやすい理由

降圧剤の共通の副作用は、全身、特に頭部や手足の末端の血流が悪くなりやすいことです。

身体が必要だと思って血圧を上げて必死に全身に血液を行きわたらせようとしているところを想像してみてください。降圧剤を飲むということは、その努力を無駄にしてしまうということです。私は、これが一番の問題点だと思っています。そして、10年、20年と長期にわたって使用することで、特に脳へのダメージが大きくなると考えられます。

重力に逆らって血液を心臓から上に上げるのはとても大変なことで、特に身体の一番上の頭や眼まで押し上げるために、血圧は上がるしくみなのです。庭に水を撒くときも、ホースの先をギューッと絞ると遠くまで飛ぶように、ギュッと絞って頭まで運ぼうとしているのに、それを緩めてしまうと、頭部の脳や眼、耳に血液が行き渡りにくくなります。

降圧剤を飲み続ける間中その状態が続くのですから、10年、20年と長期にわたって飲み続けることで、頭部にダメージやエラーが起こり、脳梗塞のほか、認知症や眼や耳の疾患が発症しやすくなります。

そもそも、何のために降圧剤を飲んでいるかというと、脳の血管が切れたり詰まったりしないためのはず。これでは本末転倒です。

●脳梗塞、脳出血のリスク

実は、脳の血管に血栓ができること自体は珍しいことではありません、血栓ができると、人の身体は、血圧を上げて、血栓を押し流そうとします。それが即、脳梗塞につながるわけではないのです。

ところが、降圧剤で無理に血圧を下げてしまうと、血栓が押し流せなくなり、血栓ができた場所で血栓が肥大化し、血管を完全に詰まらせてしまい、脳梗塞が起こることもあるのです。

1960年には、脳卒中の死亡率は、脳出血が70％を占めており、脳梗塞は14％でした。しかし、1970年代から脳梗塞の割合が増えています。

2018年のデータでは、脳梗塞が55％、脳出血が30％となっています（厚生労働省人口動態統計より）。

昔と比べて栄養状態が良くなった今では、血管はめったなことでは切れず、むしろ詰まる危険性の方が増してきているのです。

とはいえ、脳出血が全くなくなったわけではなく、頭部の血流不足によって脳の血管に酸素や栄養が行きわたらないと、血管がもろくなって破れやすくなると考えられます。

●認知症のリスク

アルツハイマーの次に多いといわれる脳血管性認知症は、脳梗塞や脳出血などの脳卒中が引き金で起こります。脳の小血管病変のために徐々に悪化する場合もあります。

物忘れなどの記憶障害だけでなく、初期から歩行障害など身体機能の低下がみられることが多く、排尿障害などの身体症状が合併する場合もあります。

しかし、ここで怖いのは、脳卒中による脳血管障害を起こさなくても、降圧剤を常用している高齢者は、脳の血流が悪くなり、脳内に酸素や栄養が行きわたらなくなるために、脳の認知機能が衰えて認知症になる可能性が十分あるということです。

もちろん、降圧剤を飲んでいる人全員が認知症になるわけではありませんが、不必要に下げて頭部の血流を悪くしているので、リスクは当然高くなると考えられます。

降圧剤を常用している高齢者は、見た目や行動が普通でも、水面下で認知症が進行している可能性があり、初期の認知症や軽度認知機能障害では、脳の血流低下がすでにみられるようです。

実際に、収縮時血圧が160の80歳の女性が降圧剤を飲み始めたところ、物忘れがひどくなったり、ぼーっとする時間が多くなったということで、降圧剤の服用をやめてみたところ、ほどなく物忘れの症状もなくなり、もとに戻ったというケースもありました。

一方、アルツハイマー型認知症の前段階である軽度認知障害（ＭＣＩ）の改善策の一番目には、有酸素運動が挙げられています。有酸素運動で持続的に身体を動かすと、脳の血流が改善し、酸素や栄養が脳にまわるので、脳が若く保たれるということが研究でわかっています。

●白内障・難聴のリスク

降圧剤で血圧を下げてしまうと、脳の次に血液が行かないのは眼や耳です。白内障や緑内障、難聴などの患者さんが急増していますが、これらも降圧剤の副作用の可能性があります。血管の仕事が身体の各器官に酸素や栄養を十分運ぶことだとするならば、血流が滞るところには、必ず不調が現れるのです。それは眼や耳も例外ではありません。

眼にはたくさんの毛細血管がありますから、血流が悪くなれば白内障や緑内障だけでなく、視力低下、眼精疲労などさまざまな不調が現れるはずです。

耳にしても同じことで、内耳で血流が悪くなると、酸素不足になり、突発性難聴が出現するというデータもあります。

ただし、これらの脳や眼、耳への副作用は、10年、20年と長く飲んで起こることなので、因果関係を立証するのは非常に難しいことです。昨日薬を飲んで、今日副作用が出れば薬のせいだとわかりやすいのですが、すぐに現れないことが一番怖いことです。人の身体は1つしかないので、飲んだ場合と飲まない場合を比べることもできません。それを薬のせいだと判定することは難しいのです。

降圧剤を飲むという行為が、脳梗塞などの脳血管障害や認知症、はたまた白内障や難聴を招くことになるかもしれないことを知っておいてください。

厚生労働省の調査によると、1980年までは脳卒中が死亡原因のトップでしたから、「高血圧＝脳卒中予備軍」「正常血圧＝脳卒中の心配なし」と色分けされると、血圧を下げてくれる降圧剤は、唯一の救世主のように思えてしまうこともわかります。しかも、日本人の多くは、血圧の基準値を道路の制限速度のようにとらえ、基準値を超えると違反であるかのように制限血圧（基準値）を守ろうと努力します。

しかし、これまでもお話ししてきたとおり、血圧は本来かなり個人差があるものです。

至適血圧（理想的な血圧）は人それぞれ違っていて当然で、収縮期血圧150くらいがもっとも快適という人もいれば、１００くらいがベストという人もいると考えた方が自然だと思います。正常血圧や基準値とされる数字は参考程度に考えてみてはいかがでしょうか。

服用の前に薬について知ろう

降圧剤使用の際にその薬の医薬品添付文書によく目を通しておくこともおすすめします。日本で処方されている医薬品には、必ずその薬について詳しく説明をした添付文書が存在し、ネット検索してダウンロードできるようになっています。

「医薬品医療機器総合機構」https://www.pmda.go.jp などを参考にしてください。

このリンクで調べられる医薬品添付文書は、薬が処方されるときについてくる医薬情報提供書のように、情報量が極端に少ないものとは全く違うものです。医薬品添付文書は医薬品としての許可を受けるために提出された公文書で、この文書に則って医薬品を処方しないと薬事法違反になります。

また、医師が医薬品添付文書に書かれている以外の効能による治療をする場合は、医療保険適応ではなくなります。

何よりも大切なことは、自分の身体や家族の身体は自分が守る、という意識です。

ほかの薬との飲み合わせについて

クスリは、反対から読むと「リスク」になりますね。

その薬自身が持つ副作用もさることながら、飲み合わせを間違えると大変なことになりかねません。複数の薬の成分同士が反応して、予想外に強い作用が出ることもあれば、反対に薬の効果が上がりにくくなってしまう場合もあります。

その結果、体調を崩したり、最悪の場合は命にかかわることにもなるので、注意が必要です。

問題になるのは、似た成分の薬同士で過剰反応を起こしたり、相互作用でお互いの薬の効果を打ち消しあってしまうような飲み合わせです。このようなことを防ぐためには、薬局でもらう「お薬手帳」を活用し、病院や薬局に行くときなどに必ず持参することです。

安全性が高いという印象がある漢方薬やハーブなどでも、飲み合わせによっては思わぬ反応をするものも少なくありません。よって、日常的に飲んでいる場合は、きちんとお薬手帳に明記しておきましょう。

また、高血圧や糖尿病で薬を常用している人は、一緒に飲んではいけない薬の種類を医師や薬剤師にふだんから確認しておくことも大切です。

例えば、解熱鎮痛薬に使われる非ステロイド性抗炎症薬（NSAIDs）には腎臓の血流量を減少させ、塩分や水分を体内に貯める性質があるので、長期に飲み続けると降圧剤を飲んでいても血圧上昇の可能性があります。

胃潰瘍、十二指腸潰瘍の治療薬であるヒスタミンH2受容体拮抗薬と降圧剤のカルシウム拮抗薬、β遮断薬との飲み合わせでは、降圧効果が増強されてしまい、血圧が下がりすぎることがあります。

すると、立ちくらみや転倒を起こしやすくなったり、高齢者の場合、認知機能にも影響を及ぼします。

複数の病院にかかっていたり、いつもと違う薬局に処方箋を持っていくときは、お薬手帳を出して、しっかり相互作用をチェックしてもらってください。

多剤服用にも注意

　血圧の薬を飲み始めると、最初のうちはすんなり血圧が下がりますが、原因を取り除いたわけではないですから、また徐々に血圧が上がってきます。

　これは、血圧を不自然に下げたせいで脳の酸素や栄養が不足するためにその不足を補おうとする働きでもあります。

　身体の反応としてはごく自然なことで、血圧を上げることが身体にとって必要だからこそ起こっていることだと考えられます。この状態を**「治療抵抗性（治療効果が減弱し再発する状態）」**と呼び、さらに薬を増量したり、薬の種類を増やすことで降圧対応しようする医師もいます。

1日1回だったものを2回に増やしたり、2剤、3剤、4剤と併用する場合もあり、フラフラするという副作用を我慢して飲み続けている人も非常に多く、とても危険です。

副作用のない薬があればいいのですが、残念ながら副作用がない薬はありません。主作用の「効き」が鋭いほど、副作用は身体のどこかで必ず起きていると考えられます。なぜなら、薬は不自然に作られた合成品だからです。

ましてやたくさんの薬を飲む多剤服用となれば、危険度は高まります。人の身体は誰一人として同じではありませんし、その時々でコンディションも異なるわけですから、普段なら副作用が起こらない薬や多剤の飲み合わせでも、どんなことが身体の中で起こるかは未知数で、はかり知れません。

最新の研究では、**高齢者は、薬の種類が増えれば増えるほど、体の異常が起こりやすくなり、5種類までと比べて、6種類以上の薬を服用すると、ふらつきや転倒、**

意識障害などのリスクが著しく高まることがわかってきました。

中には、多種類の薬の副作用で寝たきりになったり、物忘れ、徘徊《はいかい》などの症状が現れて、認知症と診断されてしまうケースまで出てきています。

それは、加齢に伴い、薬を代謝する肝臓や、排泄する腎臓の機能が衰えていくことと深い関係があります。まだ薬が少ないうちは、何とか代謝・排泄されますが、6種類以上にもなると、身体が一度に代謝できる範囲を超えてしまうため、薬の成分が体内に蓄積されやすくなってしまうのです。

これは身体にとって、とても危険なことで、**ある病院では、認知症を疑った高齢者のうち、薬の多剤使用が原因だった患者さんが2割もいたそうです。**

患者さんは、先生を信頼しきっているわけですから、何か症状が出ると、薬のせいだとは夢にも思わず先生にその症状を話します。するとその症状を緩和する薬が処方されるという、まさにイタチごっこのようにして薬が増えていきます。

例えば、風邪薬には、一時的な物忘れの副作用があるのですが、それを医師が認知障害と診断してしまうと、恐ろしいことに認知症の薬が処方されてしまうのです。

これは、日本の保険制度が整っていて、20剤30剤処方しても保険で賄《まかな》われる現状があることも関係していると思います。

例えば、**降圧剤と花粉症の薬、胃薬などの組み合わせでも、副作用が起きることがあります。**

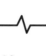

サプリメントとの飲み合わせも注意が必要

病院で処方される薬だけではなく、**栄養補助食品やサプリメントなども、服用の種類が多いほど、薬と併用することで、副作用の危険性が増すということがわかってきています。**

具体的に、降圧剤と飲み合わせの悪いサプリメントを挙げると、ゴマに含まれるセサミンがあります。セサミンは、強い抗酸化作用があることで有名ですが、血圧を下げる可能性もあるため、降圧剤と併せてとると、予想以上の血圧低下を招く恐れがあるというのです。

そのほか、ＥＰＡ（エイコサペンタエン酸）やＧＡＢＡ（ギャバ）、アルギニンなど血圧を下げる可能性がある栄養補助食品と降圧剤も危険な飲み合わせといえます。

詳しくは『健康食品・サプリメント　医薬品との相互作用事典２０１７－２０１８』（日本医師会、日本薬剤師会、日本歯科医師会総監修）などを参照してください。

ふだんからどんなサプリメントを飲んでいるか、必ず主治医や薬剤師に相談することが大事です。それを伝えていない患者さんが、７割にも上るという調査もあります。

実際に高血圧治療を行っていた60代の女性が、医師に相談せずに、高血圧に効くというサプリメントを飲み、急激に血圧が下がって救急搬送されたケースもありました。

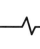

冬場、夏場の盲点

季節によっても血圧は変動しますが、寒い時期、暑い時期ならではの注意点はいったいどのようなものなのでしょうか。ポイントを知っておくだけでも、危険を回避することができます。

血圧は、**寒い冬に上がり、暑い夏に下がるのが一般的です。**

冬の寒さは、自律神経のうち、交感神経を刺激するので、血管が収縮して血圧が上がりやすくなります。その上、冬は塩分の多い食事を摂りがちで、夏のように汗をかくことも少なく、運動不足になりがちなので血圧の上昇につながります。冬は夏より10～30 mmHgも上昇する人もいるくらいです。

冬に特に気をつけた方が良いのは、暖かい部屋から急に寒い廊下に出たり、お風呂に入る前に服を脱いだ時、脱衣所でブルッと震えるなどの、**急激な温度差**です。これにより、毛細血管がギュッと縮まり、その場で血圧の急上昇を招くこともあるので、暖かい部屋から出る時には何か一枚上着を羽織って、急激な温度差を避けることが大切です。

また、お風呂の脱衣所を使う前にはあらかじめ温めておくことや、お風呂のお湯は熱すぎないようにすることなど、ちょっとしたことで、血圧の急上昇を防ぐことができます

減薬、断薬を行うのは、できれば寒さによる血圧の上昇を避けて、暖かい時期を選びましょう。

一方、暑い夏ですが、気温が上がると、身体にこもった体温を放出するために血管が拡張して、汗をたくさんかきます。そうすると、血管内の水分と塩分が外に出

ます。

このとき、降圧剤を服用していると、血圧が下がりすぎて、ふらつき、たちくらみ、だるさが出ることがあるのです。特に高齢者は血圧を調整する機能が低下しているために、こうした症状が出やすいので、転倒やけがの可能性も高まります。

さらに、高血圧の人も、夏場はふだんより血圧が低くなる傾向があります。ですから、夏場にいつもと同じ量の薬を飲んでしまうと、血圧が下がりすぎることがあり、とても危険なのです。

複数の降圧剤や利尿薬を飲んでいる方、高齢者は特に、夏は血圧が下がりやすい傾向にあります。そこで、5月や6月くらいからなるべくこまめに血圧を測り、暑くなってきたときに、血圧がいつもより下がっていないかをチェックすることが必要です。

いつもよりも下がっていることがわかったら、すぐに主治医に相談し、薬の量を減らしたり、種類を変えてもらって調整してもらいましょう。

第3章

高血圧の原因はさまざま

塩分は本当に高血圧の原因なのか？

この章では、降圧剤に頼らないためにも、加齢以外にも高血圧を引き起こす原因について考えていきます。

年齢による経年劣化はあらがえないものの、年齢以外で血圧が上がっていく原因は人によってさまざまです。どんなことが原因として考えられるのか、その原因が何かを知ることは非常に重要です。

高血圧の予防・改善には、「まず減塩しましょう」とよく聞きます。

塩分が血圧を上げる原因と考えられているのは、塩分を摂り過ぎると、血液の浸透圧を一定に保つために血液中の水分が増え、結果的に体内を循環する血液の量が増えることで、抹消血管の壁にかかる抵抗が高くなり、血圧が上がるため、というのが主流の考えのようです。

日本高血圧学会では、高血圧の予防のために1日の食塩摂取量の目標値を男女とも6g未満としています。食塩6g未満の基準を守ると、確かに高血圧患者さんの中には、血圧が下がる方もいますが、ほとんど変化がない方もいるのです。

これは体質によるもので、**塩分に反応しやすい食塩感受性高血圧か、反応しにくい食塩非感受性高血圧かによるからです。**非感受性高血圧の人がいくら食塩を減らしても血圧は下がらないのです。これは、血圧を上げる仕組みに体質の違いがあるからなのです。

私たちの身体には血液中の塩分（ナトリウム）濃度を一定に保つ機能が備わっています。ナトリウム濃度が低下すれば腎臓で再吸収し、反対に濃度が高くなれば腎臓から排出する機能です。

食塩感受性高血圧の人では、腎臓でのナトリウム排出に障害が生じやすいため、塩分を多く摂ると血液中のナトリウム濃度が上昇し、ナトリウムは水分と結びついて血液量が増え、その結果、血圧が上昇してしまいます。

ところが、塩分の影響を受けにくい食塩非感受性高血圧の場合は、塩分とは関係なく、血管が収縮することで血圧が上がるタイプなのです。

後述しますが、食塩非感受性高血圧は国内外の最新研究などから、タンパク質の一種であるアンジオテンシンⅡが血管中にとりこまれ、その作用によって血管の収縮が生じ、その結果、高血圧になるという仕組みがほぼ解明されています。

同じ高血圧といっても、**食塩感受性タイプは「ナトリウム再吸収」、食塩非感受性タイプは「血管収縮」**と、発症の主要因には大きな違いがあるわけです。

塩というのは、私たちにとって、大切なミネラルのひとつです。

私の師匠である故安保徹《あぼとおる》先生は生前、「塩分を摂っているからこそ活力がみなぎるので、抑えすぎるとボーッとした高齢者が増えてよくない」とおっしゃっていました。

過剰摂取は確かに身体によくないですが、塩分をほどほどに摂ることは実は大切なことなのです。

日本人の約半分くらいは、食塩感受性の高血圧ではないようです。

自分が食塩感受性タイプかどうかのチェック法ですが、主治医に相談の上、服用を開始する前に、１カ月ほど減塩生活をしながら血圧を測ってみてください。

塩分の摂りすぎは腎臓の機能を衰えさせますから、適度のバランスが必要なことはいうまでもありません。

ストレスで上がるしくみ

ストレスで血圧が上がる典型的な例が前述した白衣高血圧です。強いストレスは脳卒中や心筋梗塞の引き金ともなるので、気をつけなければいけません。

ストレスといっても大きく分けて、**「肉体的ストレス」**と**「心理的ストレス」**があります。どちらも現代社会では避けては通れないものでしょう。

肉体的ストレスは、暑さや寒さ、湿度などの気候条件、過労、緊張、睡眠不足などによるものです。一方の心理的ストレスは、怒りや興奮、悲しみが原因で、例えば人間関係、仕事・学業などの悩み、自分や親しい人の病気、近親者の死、別居や離婚などによるものです。

主なストレス

大別すると、肉体的ストレスと心理的ストレスがあります。

心理的ストレス…

人間関係や仕事・学業などの悩み、近親者の死、自分の病気、離婚や別居、怒りや興奮などによるもの。

肉体的ストレス…

寒さ・暑さ・湿度などの気候条件、過労、スポーツのしすぎや緊張、睡眠不足などによるもの。

酸化ストレス で血圧が上がる

ストレスは、自律神経のうち交感神経を優位にし、血管収縮させるので血圧が上がります。しょっちゅう怒っているような人は、血圧が乱高下し、血管に細かい傷がたくさんついてもろくなりますし、血液の流れも悪くなるので、血管が詰まりやすくなります。反対に穏やかな人は血圧が安定して長生きの人が多いのは納得がいきますね。

最近の研究では、活性酸素によって私たちの身体が受ける**「酸化スト**

レス」も高血圧の要因であることが指摘されています。酸化ストレスとは、私たちの身体に備わっている抗酸化力を超えて、活性酸素が細胞などに与えるダメージをいいます。活性酸素が増えすぎて、抗酸化力では抑えきれなくなって両者のバランスが崩れてしまうことで、酸化ストレスが大きくなってしまうのです。日々のストレスや紫外線、大気汚染、タバコ、食生活、生活習慣などによって活性酸素はより多く発生すると考えられています。

したがって酸化ストレスが大きいほど、身体が受けるダメージも大きくなり、血圧にも影響します。ストレスに対する身体の防御反応で血圧が上がるのです。

ではどのようなしくみで血圧が上がるのでしょうか？

ストレス（特に心理的ストレス）を受けると、副腎からアドレナリン、神経末端からノルアドレナリンが分泌されるため、血圧が上がります。アドレナリンは興奮したときに多く分泌されて心拍数を高め、ノルアドレナリンは交感神経を刺激して血管を収縮させる働きがあります。こうした一連の作用は、私たちのストレスに対する防御反応で、結果として血圧が上がるのです。

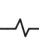

内臓脂肪型肥満が高血圧になりやすい理由

内臓脂肪型肥満の人が、高血圧になりやすいのはなぜでしょうか。その理由は肥満などにより、内臓脂肪が増えると、**アディポサイトカイン**の分泌異常が起こるからと考えられています。

脂肪細胞は単なるエネルギーの貯蔵庫ではなく、身体の機能を調節するアディポサイトカインという生理活性物質を活発に産生しています。アディポ（脂肪）サイトカイン（生理活性物質）は、脂肪から分泌される多彩な生理活性物質の総称で、本来脂質代謝や糖代謝を円滑にする働きがあります。ところが**内臓脂肪が増えすぎると、アディポサイトカインの分泌異常が起こります。**アディポサイトカインのうち、長寿ホルモンと呼ばれ、血圧を下げる作用のあるアディポネクチンの分泌が減り、**アンジオテンシノーゲンという血圧を上昇させる作用のある物質の分泌が活発になります。**

また、アディポネクチンの分泌が減ると、血圧上昇や動脈硬化が促進されます。というのも、アディポネクチンには、血圧低下作用や血管壁を修復して動脈硬化を防ぐ働きがあるからです。

さらにはインスリンの働きをよくするという作用もあるため、アディポネクチンが減ると、血液中の糖をエネルギーに変換するインスリンが正常に働かなくなるインスリン抵抗性の状態になります。すると、すい臓から大量のインスリンが分泌されるようになります。インスリンには、塩分が腎臓から排泄されるのを抑制する作用があるため、血液中の塩分濃度が高くなって高血圧になるうえ、インスリン自体が動脈硬化を促進することもわかってきました。

このように、内臓脂肪型肥満が原因で起こる高血圧は、比較的若い30〜40代くらいの男性や更年期以降の女性に多くみられます。

水分のためすぎは腎機能を弱め、血圧を上げる

実は、身体の水分と腎臓、そして血圧の間には切っても切れない深い関係があります。ふだんから腎臓は、血液中の老廃物のほか、余分な塩分や水分を尿として排泄して、きれいになった血液を心臓に戻す役割を果たしています。そして、身体の中の塩分と水分が一定のバランスになるように調節しているのです。

腎臓はこうした血中のカリウム・ナトリウム・水分量の変化に応じて腎臓から分

泌されるタンパク質分解酵素レニンの分泌を調節して血圧をコントロールしていますが、肥満によってアンジオテンシノーゲンの分泌が増えると、この一連の血圧調節機構（レニン・アンジオテンシン・アルドステロン系＝R－A－A系）が活発になり、血圧を上昇させます（次ページ図参照）。

一方、人の身体には、血液などの体液の濃度を一定に保つ働きがあり、例えば塩辛いものを食べて、血液中の塩分濃度が上がると、それを薄めるために水分量が増えます。この過剰に増えた水分をもとに戻すために、腎臓は、血圧を上げて、数日間かけて血液をろ過し、尿として排泄しているのです。塩分過多の生活では、腎臓は常に血圧を上げて、フル稼働して血液をろ過し続けなければなりません。そんな状態が続けば、腎臓のろ過装置ともいえるネフロンの働きが低下し、塩分や水分の排泄がうまくいかなくなると、さらに高血圧が持続してしまうという悪循環になってしまいます。

よって、食塩感受性高血圧の方は、塩分を摂りすぎないようにしましょう。身体

血圧調整機構（R-A-A系）の仕組み

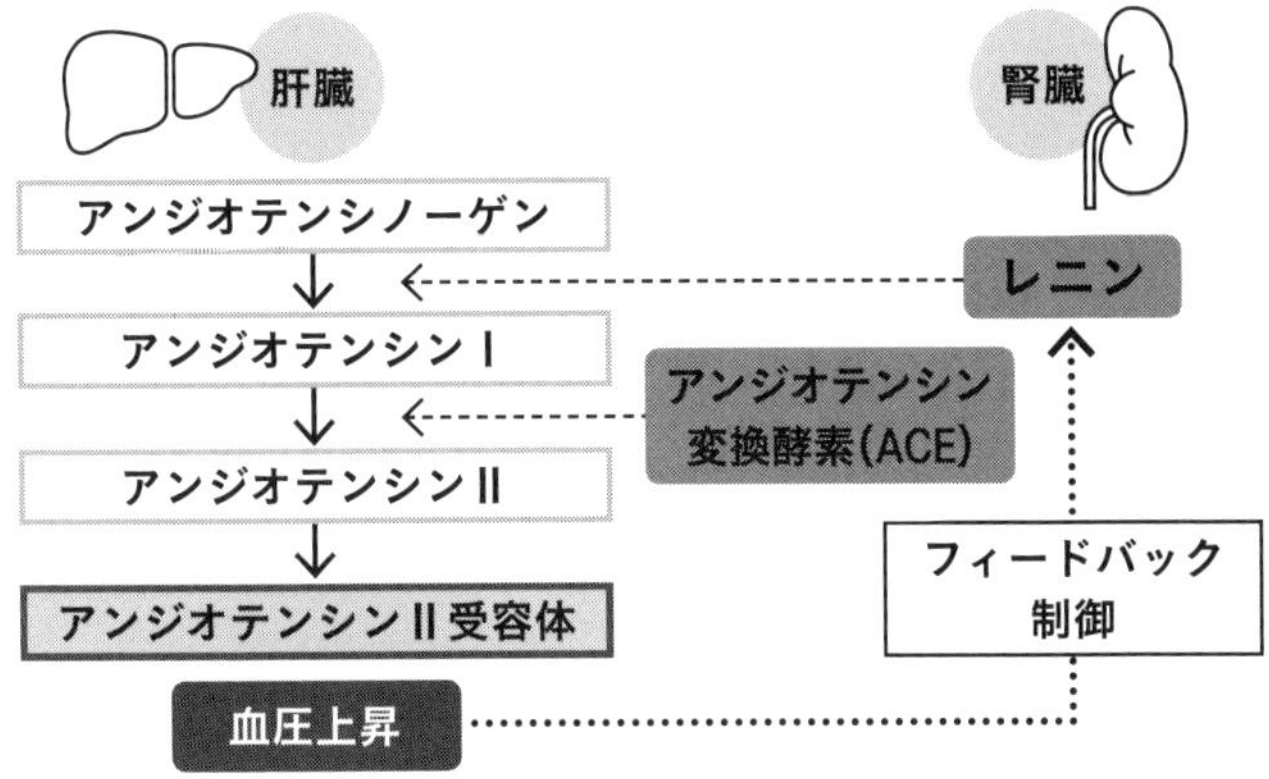

アンジオテンシノーゲンは、腎臓から分泌されるタンパク質分解酵素レニンの作用でアンジオテンシンⅠにつくり替えられ、血液にのって肺を循環している時にアンジオテンシン変換酵素の作用でアンジオテンシンⅡに変わり、これが受容体を介して血圧を上昇させる。アンジオテンシンⅡは強力な末梢血管収縮作用をもつほか、副腎皮質でつくられるアルドステロンの分泌を促す。アルドステロンは血中のカリウムを排泄させてナトリウムの再吸収を促進し、血液の水分量を増やすため、血圧の上昇を引き起こす。高血圧時には、レニンの活性がフィードバック制御され、通常は正常に働く。

出典：筑波大学生命環境科学研究科　谷本研究室HPより作成

に余分な水分をためこんで高血圧を引き起こすことを予防・改善できます。

なお、**腎臓のろ過装置ともいえるネフロンの働きをよくするためには、こまめな水分補給が大切です。**

ネフロンは、たくさんの血液を使い、身体に必要な成分と不必要な成分の分別作業や尿を作る作業をしているのですが、血液の量が少なくなって脱水症状のような状態になると、死滅してしまうのです。

腎臓の機能低下を防いで高血圧を予防するためにも、夏の暑いときはもちろんのこと、冬場でも、こまめな水分摂取を心がけてください。

筋力の衰えも高血圧に直結する

一見つながりにくいかもしれませんが、高血圧の原因のひとつに、筋力低下が挙げられます。

皆さんもご存じの通り、私たちの血液は、まず心臓のポンプ作用で全身に送り出され、動脈を通って全身に行き渡り、静脈を通って心臓に戻ります。このとき、心臓のポンプ作用だけでは、手足の末端まで血液を行きわたらせることができません。

そこで補助ポンプとして活躍するのが、全身の筋肉です。筋肉が収縮して血管が圧迫されることで、ミルクを搾るような動きである**「ミルキングアクション」**と呼ばれる筋肉のポンプ作用が働くのです。

ですから、中高年で筋肉が少ない人は、補助ポンプの作用が弱いため、末端の血流が滞りやすくなります。すると、その分、心臓が頑張って全身に血液を行きわたらせようと血液を押し出すので、血圧が高くなるのです。そんな心臓のけなげな頑張りを無視して、降圧剤で血圧を下げてしまうということが、いかに身体にとって負担のかかる矛盾した行為かということは、もうおわかりでしょう。

特に、**お尻や太ももなど下半身の筋肉は、全身の筋肉の7割を占めています**ので、寝たきりなどにより、下半身の筋力が低下すると、血圧に相当な影響を与えます。また、下半身の筋肉が少なくなって下半身への血流が滞ると、毛細血管が減ってしまうという現象が起こります。

血管は足の先までびっしり張り巡らされ、その全長は地球2周半にあたる10万キロにもなります。末端の毛細血管まで血液が届かない状態が続くと毛細血管が干上がって消えてしまうことがあるそうです。これは毛細血管の「ゴースト化」といわれ、「ゴースト血管」が大きな問題となっています。

下半身への血流が滞ると、さらに心臓が頑張って血液を送り出そうとするので、血圧が上がるという悪循環が起こるのです。

血管の老化、動脈硬化

血管の壁は本来弾力性があるのですが、高血圧状態が長く続くと血管はいつも張りつめた状態におかれ、次第に厚く、しかも硬くなります。これが高血圧による動脈硬化です。進行すると、命に関わる心血管病を引き起こすことになります。

高血圧と関係の深いのが粥状《じゅくじょう》動脈硬化と細動脈硬化です。粥状動脈硬化は、動脈の内腔が狭くなり、そこにアテローム（粥腫《じゅくしゅ》）というコブができるもの。細動脈硬化は毛細血管へと流れる細動脈という血管に起こる動脈硬化です。細動脈硬化が腎臓や眼などの細い動脈や、脳の血管のなかでも細い血管に起こると、脳出血、臓器障害、眼底出血、腎硬化症などが引き起こされます。

同様に、動脈硬化を起こす病気に糖尿病、慢性腎臓病、脂質異常症などがあります。これらは高血圧と合併しやすく、発症してしまうと、リスクが何倍にも高まり、脳卒中や心筋梗塞などの重篤な疾病を引き起こしかねません。

動脈硬化が起こると、心臓はより強い力で血液を押し出さなければいけないために収縮期（最高）血圧が上がります。また、動脈硬化は大きな動脈に起こるので、収縮期血圧が上がるとのは逆に、拡張期（最低）血圧は下がります。これを「収縮期高血圧」と呼び、高齢者に多く起こります。

心臓は拡張期には、大きな動脈は血液をためたり、蓄えた血液を先に推し進めているのですが（15ページの図参照）、動脈硬化で硬くなった血管では、血液を蓄える力や全身に行きわたらせる力が弱くなってしまうので、大動脈を流れる血液量が減ってしまいます。それによって心臓はより強い力で血液を送り出すために収縮期血圧は上がり、流れる血液の量が減ってしまうので拡張期血圧は下がるのです。

拡張期血圧が低すぎると、心臓の貧血状態を招き、両方の血圧の差が大きくなるほど、心筋梗塞や狭心症といった心臓病のリスクは高くなるので注意が必要です。

糖質・AGEs原因説

糖質の摂取が多いと肥満を引き起こし、それが血圧を上昇させてしまいます。
日本人は、カロリーの約60％を炭水化物から摂取しており、その炭水化物がすべてエネルギーとして使われれば問題ありませんが、消費しきれずに余ってしまうのが現代人の常でしょう。

糖質とタンパク質に熱が加わることで結合し、見た目が褐色に変化することを「糖化」といいます。この反応は「メイラード反応」として知られ、食品加工するうえで有効利用されています。

しかし、「糖化」は身体の中でも起こる反応なのです。

つまり食事で取り込まれ、過剰となった糖質が体内のタンパク質とともに体温で加熱されることで「糖化」が起こるのです。

糖化が体内で起こると、さまざまな老化現象が促進されます。肌ならば弾力や透明感が失われてシミしわが増えますし、髪ならばハリやツヤがなくなります。

そして、糖化によってできる老化促進物質がＡＧＥｓ（**終末糖化産物**）です。血管で糖化が起これば、血管の組織がもろくなって血管壁に炎症が起こりやすくなり、動脈硬化につながるリスクが高まります。それにより、高血圧のリスクもアップするのです。

塩分と同様に血液中に糖分が多くなっても、それを薄めるために水分が入ってきます。その結果として血管内の水分量が増えて、血圧が上がることになります。

糖尿病との関係

高血圧と糖尿病の両方を合併している人は多く、高血圧の人が糖尿病を発症する割合は、高血圧でない人の割合と比べて2~3倍高くなること、また糖尿病の人が高血圧になる割合は、糖尿病でない人の割合と比べて2倍程度高くなることが報告されています。

糖尿病の人は、高血糖状態で、浸透圧が高くなり、血液中に水分が入ってきて全身の血液量が増えます。すると、血管壁への圧力が高くなるため、高血圧になるのです。

また、糖尿病の特徴として、インスリンの働きが十分発揮できない状態である「インスリン抵抗性」があるため、それを補うために、すい臓から大量のインスリンが分泌されるようになります。これを「高インスリン血症」と呼びます。高インスリン血症になると、交感神経が緊張したり、腎臓で塩分が排泄されにくくなって血流量も増えるため、さらに血圧も上がります。

また、2型糖尿病（糖尿病患者の95％）の患者さんは、初期の段階では肥満の人が多く、それにより自律神経のうち交感神経が緊張して、血圧を上げるアドレナリン、ノルアドレナリンといったホルモンが多く分泌されるため、高血圧になりやすくなります。

さらに、糖尿病で腎臓の合併症がある場合は、腎臓から血圧を上げるホルモンであるレニンが分泌されます。その結果、血管が収縮して血圧が上がるというわけです。

このように、糖尿病の人には、高血圧になる要因がたくさんあるわけです。また、高血圧、糖尿病や肥満、脂質異常症は、互いに関係しあって発症しやすい、切っても切れない密接な関係といえます。特に肥満になると、どれも併発しやすくなるのです。

糖尿病で高血圧の人の場合、ほとんどは降圧剤が処方されますが、まずは、食事を改善し、運動を生活に取り入れることが必須です。そして、糖尿病治療で血糖値管理をしっかりすることで、降圧剤に頼りきりにならず血圧のコントロールができるようになっていくはずです。

脳血管障害のリスク

脳血管障害（＝脳卒中）の最大危険因子は高血圧です。高血圧になると、血管壁にかかる強い圧力で血管が傷つきやすくなり、動脈硬化が10～15年も早まるといわれています。

そこで「切れたら怖いから」の決め台詞で降圧剤の服用開始になるわけですが、降圧剤を使うと、これまでも説明してきたように血管が詰まるリスクは高まっていきますし、再発予防でも下げすぎない方が良いと考えています。

脳血管障害には、脳の血管が詰まる「脳梗塞」と血管が破れて起こる「脳出血」「くも膜下出血」などがあります。

脳卒中データバンク（1999〜2012）のデータによると、脳梗塞ではアテローム血栓性梗塞が31％、ラクナ梗塞が29％、心原性脳塞栓が26％の割合となっています。

「アテローム血栓性梗塞」は、脳に向かう太い動脈が詰まる頸動脈や頭蓋内の大きい動脈の硬化（アテローム硬化）が原因となります。アテローム硬化は、血管壁にコレステロールが溜まって血流が悪くなるもので、高血圧、糖尿病、脂質異常症といった生活習慣病が危険因子となります。脳のごく細い動脈が高血圧の影響で損傷を受けて詰まるのが**「ラクナ梗塞」**です。**「心原性脳塞栓」**は、心臓にできた血栓がはがれて脳に運ばれ動脈をふさぐものです。

脳血管障害が起こったら治療は早ければ早いほど効果的で、脳梗塞の急性期の治療は、血液循環を良くしたり、血栓を溶かす薬剤が使われます。脳出血やくも膜下出血は、手術の可能性もあります。ラクナ梗塞や脳出血の既往者は、高血圧が原因で細い血管が傷んでいるため、再発予防としての降圧目標値は、切れる可能性を考

脳卒中のタイプ

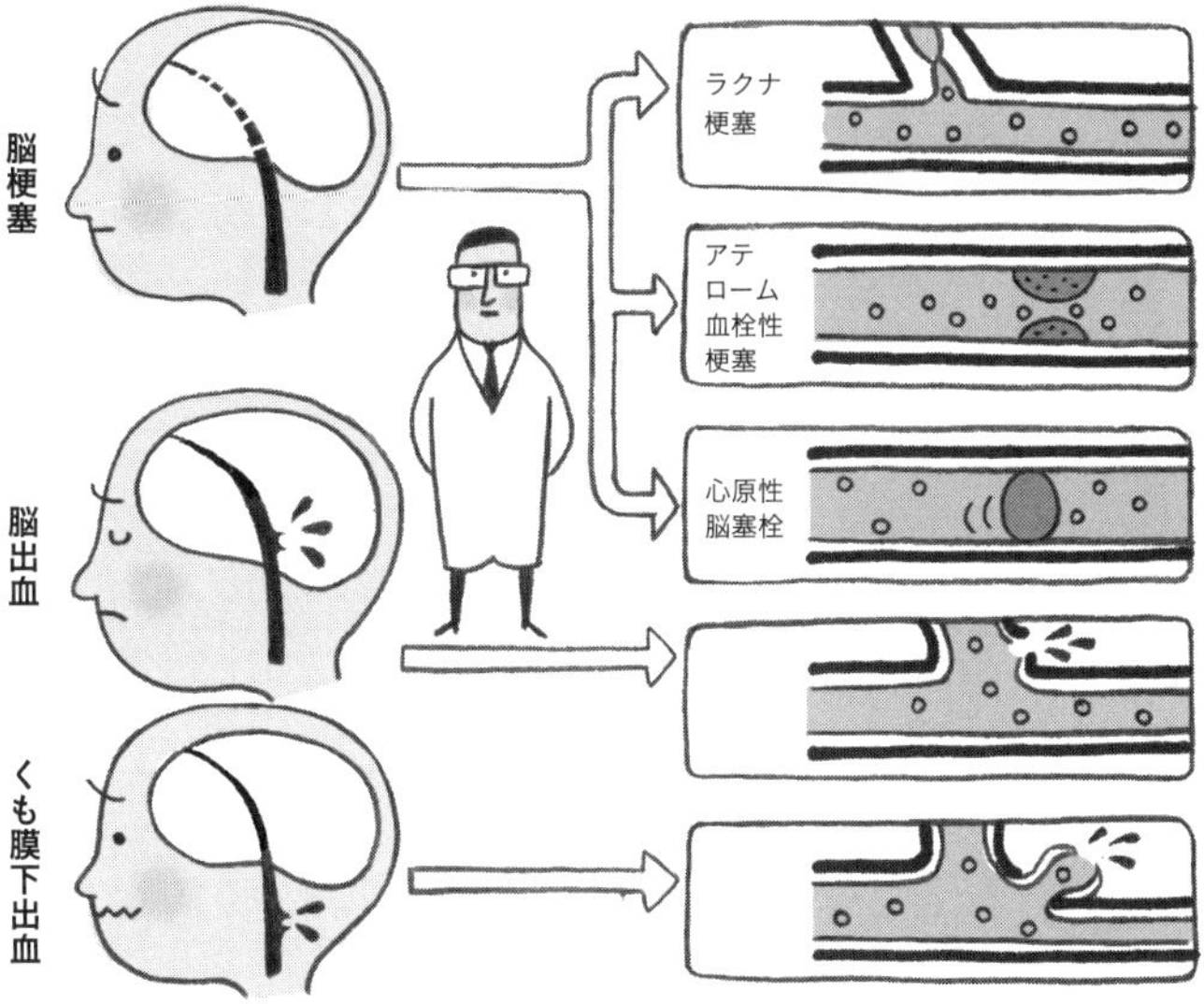

脳出血と、くも膜下出血は
血管が破れて起こる。

高血圧が脳に与える影響

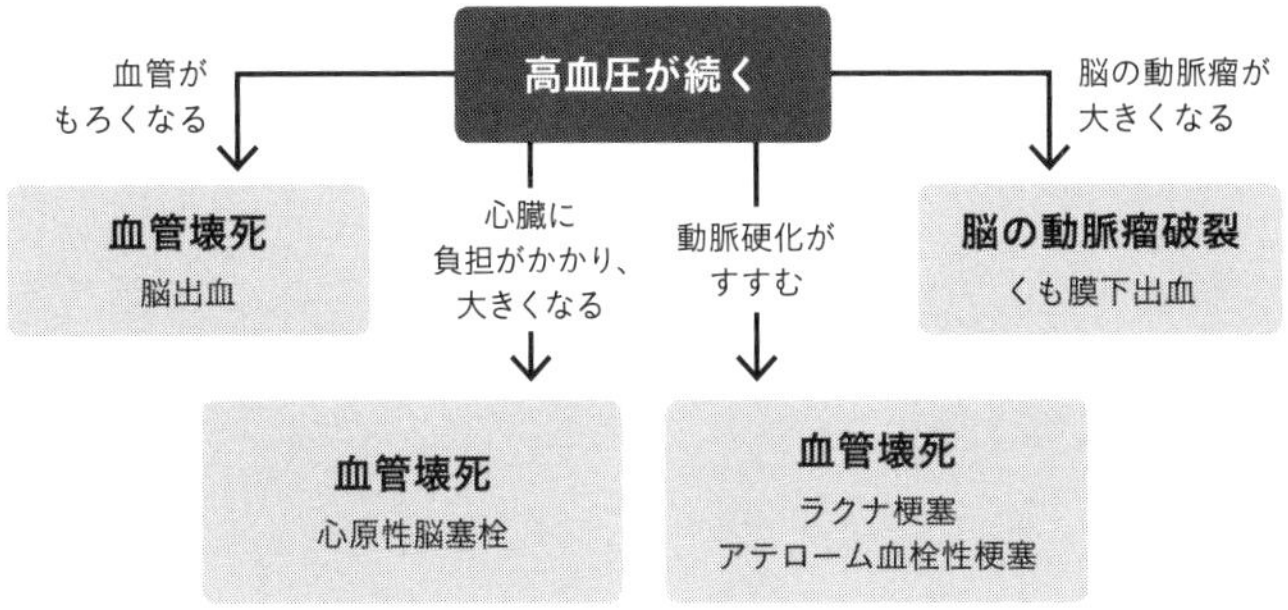

慮して、診察時血圧が１３０／80未満（家庭血圧の目標値は１２５／75）と低めです。アテローム血栓性梗塞など、太い血管の脳梗塞の既往者の診察時血圧の降圧目標値は、１４０／90（家庭血圧の目標値は１３５／85）です。

なお、アテローム血栓性梗塞、ラクナ梗塞の再発を予防するには、アスピリンなどの抗血小板薬が有効で、血栓を作りにくくします。

２０１９年の日本高血圧学会の高血圧治療ガイドラインでは、脳血管障害患者（両側頸動脈狭窄や脳主幹動脈閉塞なし）と冠動脈疾患患者の診察室及び家庭血圧の目標値がそれぞれ、１３０／80未満、１２５／75未満と厳しく設定されています。

これは、あくまで指標であり、徐々に近づけていくための目標値として考えるべきで、決して降圧剤の服用のみで下がったと安心することはできません。そして、下げなければと躍起になることなく、生活習慣の改善を１つでもできることから始めてください。

冠動脈疾患のリスク

高血圧を発症すると、狭心症や心筋梗塞、心不全といった、命をおびやかす危険性のある冠動脈疾患（＝心臓病）を引き起こすリスクが高くなるといわれています。

血圧が高いと、大動脈に血液を送る左心室の心筋に強い圧力がかかります。これが長く続くと、心筋の壁が徐々に厚く硬くなり、心肥大を起こし、心臓のポンプとしての働きが低下してしまうのです。これを「高血圧性心不全」と呼びます。

さらに、心臓に血液を送っている冠動脈が粥状動脈硬化症になると、血管壁にコレステロールが溜まり、血流が悪くなり、心臓の筋肉に十分な酸素や栄養が行きわたらなくなり、その結果、狭心症や心筋梗塞が引き起こされてしまうのです。

２０１９年の高血圧学会の高血圧治療ガイドラインでは、冠動脈疾患患者の診察室血圧の目標値が１３０／80未満（家庭血圧の目標値は１２５／75未満）と２０１４年よりも10引き下げられています。

でもこれは、薬で基準値まで下がれば安心というものでは決してなく、ひとつの目安としてとらえて、生活習慣の改善をしながら下げていくことが必須です。

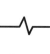

脂質異常症が引き金に

脂質異常症とは、血液中にコレステロールや中性脂肪（トリグリセリド）などの脂質が多い状態のことで、動脈硬化が進行する大きな原因のひとつです。

最近ではコレステロールの中でも、超悪玉といわれる**スモールデンスＬＤＬコレ**

ステロールが多いと、より動脈硬化が進行しやすいということがわかってきました。

小型で高比重のスモールデンスＬＤＬコレステロールは、血中に滞在する時間が長く、酸化変性しやすいのが特徴で、肥満や糖尿病などによって中性脂肪が上がると、ＬＤＬコレステロールの小粒化が起こりやすくなります。すると、動脈硬化が進行して、より血圧が高くなるわけです。

高血圧の人が脂質異常症を伴うと、血管壁が傷つきやすいため動脈硬化がさらに進行するリスクがあります。

飲酒の影響は？

適度の飲酒は、全身の血管を広げるので降圧効果があるとされています。ただ、問題となるのは、節度のない飲酒習慣です。お酒の量が増えるにつれて、高血圧、脳血管障害などを発症する危険性が高いことがわかっています。

アルコールは、胃と小腸から吸収されて肝臓に運ばれ、アルコール分解酵素（アルコールデヒドロゲナーゼ）によって、アセトアルデヒドという毒性の強い物質に変わります。それがさらに酢酸になり、最後は水と二酸化炭素に分解されて体外に排泄されます。

こうした過程で本来、血管や内臓、脳などの身体の修復に使いたい限られた酵素を無駄使いしてしまい、身体に負担をかけていることにもなります。

それに、日本人の約半分の人は、アセトアルデヒドを分解するアルデヒド脱水酵素の活性が低く、お酒に弱いか全く不活性でお酒が飲めないということがわかっています。

また、年齢とともに、アルコールを代謝する機能も低下するため、分解しきれず肝臓などの臓器の障害も起こります。体内の水分量も中高年は若い人よりも少ないため、アルコールを分解するときに脱水症状になりやすいのです。
よって、ほどほどの量を守って飲むことをおすすめします。

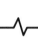

喫煙の影響は？

タバコには、たくさんの化学物質や発がん性物質が含まれています。

タバコを吸うと、一時的に血圧が上がるという具体的な研究もあります。１本だと喫煙直後に収縮時血圧３・８％（４mmHg）の上昇がみられ、30分後に安静時の血圧に戻ったものの、２本連続で喫煙すると、13・１％（14mmHg）上昇し、30分後も戻らなかった、というものです（正常血圧の人を対象にした研究：愛知教育大学研究報告）。

タバコの煙には、いろいろな物質が含まれており、血圧に関連しているものとしては、ニコチンと一酸化炭素があります。

ニコチンは交感神経を刺激するために、血圧の上昇と脈拍を増加させます。喫煙により一酸化炭素が増えると、一酸化炭素は酸素より赤血球と結合しやすいため、血液中に酸素が不足して、心臓に負担をかけることになります。

さらにタバコの成分中に酸化物質が含まれており、この物質が血管内皮細胞に障害を与え、動脈硬化を促進させます。

年代別アドバイス

前述のとおり、高血圧は、発症の原因がはっきりわからない本態性高血圧と二次性高血圧に分けられます。

20代など、年齢が若くて重症の高血圧患者さんの場合は、半数以上が二次性高血圧であるという調査結果があります。もし、二次性高血圧ではないとわかった場合は、まずは生活習慣を改善することで血圧を下げるように取り組んでみてください。なるべくこまめに血圧を測定して記録するようにしましょう。

生活を変えるうちに下がってくるようなら、降圧剤を飲む必要はないでしょう。

また、女性は、30代までは低血圧だったのに、40～50代になると高くなるという人が多くみられます。

これは、更年期に起こる、血管をしなやかに保ち、脂質の代謝を整えてくれる女性ホルモンであるエストロゲンの減少によるものです。特にカーッと突然顔が熱くなるホットフラッシュに悩む人は、血圧も乱高下する場合が多いのです。

こんな時も安易に降圧剤に頼るのではなく、やはり食生活、運動、睡眠などの生活習慣を改善し、ストレスを解消する方法を見つけることが大切です。

ガンのリスク

ここでひとつ特筆したいのは、**降圧剤を飲むとガンになるリスクが上がる**ということです。それは、血流の低下による低体温という理由もありますが、ＡＲＢやカルシウム拮抗薬の炎症抑制作用によるものもあります。

本来は、たとえ身体にガン細胞が生まれても、免疫機能が正常ならば、ナチュラルキラー細胞（ＮＫ細胞）などの免疫が機能して小さいうちに排除できます。ところが、降圧剤を飲んでいる場合、炎症を抑えたり傷を治す免疫の働きが抑制されてしまうのです。

これはとても怖いことだと思いますので、できれば生活習慣の中で危険因子を取り除いていき、降圧剤を減らしたり、やめたりできればそれに越したことはないと思います。

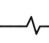

降圧剤を飲んだあとやめたら上がるのか？

ところで、実際に、長年飲み続けた降圧剤をやめたら、どうなるのでしょうか。これは皆さんが知りたいことだと思います。

少しおもしろいデータがあります。2001年のオーストラリアの『アメリカン・ジャーナル・オブ・ハイパーテンション』に掲載されたマーク・ネルソン博士の発表によると、これくらいだったら降圧剤を飲まなくてもいいのでは、という自分の患者さんに降圧剤の服用を中止してもらい、経過を観察しました。その結果、特に生活改善の指導がなくても、42％の患者さんは中止後最低1年間は正常血圧を維持できたというのです。

北品川藤クリニック石原藤樹《いしはらふじき》院長は、2009～2011年の3年間、50歳以上の男女50人を対象に、特に生活改善の指導をしない状態で、半分の25人に降圧剤治療を継続し、もう半分の25人に、降圧薬の処方を中止しました。その結果、治療を継続した25人は全員正常血圧を維持、治療を中止した25人のうち、20人が正常血圧を維持したのです。

8割の人が、生活改善をすることなくただ薬をやめて、正常血圧を維持した、とはどういうことでしょうか。その患者さんたちは、もともと降圧剤を飲まなくても良かった人、ということになるのではないでしょうか。

私はふだんから降圧薬をやめたい患者さんに、「やめるには自分の生活改善が大事です、生活改善した上でちょっとずつ薬をやめていってくださいね」と口をすっぱくして指導していますが、飲む必要のない方に降圧剤が処方されているケースが多いということです。

多くの場合、飲む必要もないのに、「飲まないと危険」といわれて飲み続けて、「一生のおつきあいだからやめちゃダメ」「今血圧が低いのは薬のおかげですよ」「勝手にやめたら危ないよ」などといわれるからやめられないのです。

医師の管理下で、安心感もあり、プラセボ効果が生まれます。

しかし一方で、薬のお陰で血圧が下がっていると思い込んでいる人にとっては、中止したら、そのストレスと不安から「血圧が上がる」状態が待っているでしょう。

結果「ほうら、だから薬をやめたら上がるでしょう」「薬のお陰で下がっていたことがよくわかりましたね、さ、続けましょう」となり、一生薬が手放せなくなるのです。こうして以前にも増して、まじめに飲み続けることになるという構図ができあがります。

ではどうしたらやめられるか。

それは自分で納得できるかどうかです。大丈夫だと思えたり、絶対やめようと思った時です。血圧を上げる危険因子と向き合い、次章からの薬に頼らないで血圧を下げる方法を参考に考えていきましょう。

第4章

薬に頼らず血圧を下げる方法

危険因子につながる悪習慣を断つ

高血圧症と診断され、これから降圧剤の服用を始める方や、すでに長い間服用されている方など、状況はさまざまだと思いますが、薬で血圧を下げること以外にも、危険因子と向き合い、改善することが、減薬、断薬の鉄則です。

危険因子とは高血圧が下地にあり、高コレステロール、糖尿病に近い状態の「耐糖能低下」や糖尿病、左室肥大や心房細動などです。

高血圧治療の目的は、高血圧に伴う臓器障害や心臓血管系合併症の予防、さらにそれらが進むのを防ぐことにあります。

降圧治療はそのための強力な手段ですが、同時に、他の危険因子をできる限り取り除いた生活にしないと、根本的な解決にはならないのです。

高血圧は生活習慣病です。ですから、原因となる生活習慣を改善しなければなりません。

以降に私がおすすめする改善法を紹介します。

運動で改善

●適度な運動

軽度の高血圧で心臓血管系の合併症がない場合、ほとんどの場合は運動療法で血圧を下げることができますが、始める前に主治医と十分相談してください。

実際の運動は、手足の大きな筋肉を動かす全身運動がおすすめで、例えばウォー

運動がもたらす3つの効果

血行を促進し、血圧上昇を予防

血液循環がよくなり、末梢の血管まで十分な血液が届く。末梢血管での抵抗が低くなり、血圧が下がる。

血液の循環がよくなり、ストレス解消

ストレスがあると身体が緊張状態になる。運動することで、血行がよくなり、血管が広がり、緊張状態から解放される。

基礎代謝がアップして肥満解消

運動でエネルギーを消費できる。また運動すると身体に筋肉がつき、基礎代謝エネルギー量が上がるため、やせやすくなる。

キング、ジョギング、自転車こぎ、ゆったり泳ぐ水泳などです。

週に3日、1時間程度行うか、週に5〜6回、30分程度行ってみてください。1カ月ほど続けると効果が現れはじめ、収縮期・拡張期血圧がともに数mmHg〜10mmHg下がることが報告されています。

●ウォーキングと姿勢に注意

高血圧には、猫背を治すことと、ふくらはぎを使うことが効果的です。

そこで、私が推奨しているのが「正しい歩き方」をするということです。気づいていないかもしれませんが、私たちがふだん無意識に歩いている方法は、実は猫背になる歩き方です。

実際に、私自身、以前はひどい猫背で頭痛や肩こりにさんざん悩まされていました。ところが、ウォーキングを学び、正しい姿勢で歩くことを心がけるようになっただけで、たちまち症状が消えました。

私のウォーキング教室の参加者の中には、姿勢に気をつけて歩くようになったら血圧が下がったという人がたくさんいます。１カ月で３kgもやせた人もいます。

やせることはメタボ体質を解消して血圧を改善することにつながります。正しく歩くだけで血圧を下げ、さらにやせることができたら、一挙両得といえますね。

さらに、毎日正しい歩き方をしていると、肩甲骨まわりが自然にほぐれていき、肩こり、首こりの改善にもつながります。

正しい歩き方のポイントは手を後ろに引きながら歩くことです。これにより、左右の肩甲骨の間にある褐色脂肪細胞が刺激されて、体の余分な脂肪を燃やしてエネルギーが作られるのです。


私が声を大にしていいたいのは、筋肉は「老化する」のではなく、「退化する」ということです。「老化」と「退化」は同じことのように聞こえますが、「老化」と違い、「退化」は使わないで衰えるということです。

私たちは、ともすると、「もう年だからしかたがない」といって、歩けなくなることに甘んじてしまいがちです。でも、筋肉は老化ではなく、退化する組織です。筋肉を使わないから歩けなくなるのです。

ウォーキングは、1万歩など高い目標を立てるよりも量より質！　1日300歩、2〜3分程度の質の高いウォーキングを意識してみてください。ふっと思いついたときなど、いつでもどこでも、楽しみながら続けてこそ長続きするものです。

食後に30分から1時間のウォーキングなどの運動を取り入れることは、糖尿病や高血圧、メタボ対策だけでなく、さまざまな生活習慣病予防・改善にとても有効なことです。運動することで、精神的なストレスも減らせます（ただし運動直後に飲むものも、糖分が多いと血糖値が急上昇してしまいますので、気をつけましょう）。

ウォーキングの前に、自分のふくらはぎに「今からあなたを使いますよ、鍛えますよ、よろしくお願いします」と筋肉に声をかけてから歩きはじめることをおすすめします。筋肉は毎日私たちを支え、動かしてくれているのですから。

●麦踏《むぎふ》みエクササイズ

高血圧・糖尿病・脂質異常症・腎臓病など、どんな人にもおすすめなのが、「麦踏みエクササイズ」です。

毎日のウォーキングはハードルが高いという人は、手軽な上に高い効果が期待できる麦踏みエクササイズがおすすめです。いつでもどこでも、自分の身体ひとつと、立つスペースさえあれば簡単にできる軽い運動ですし、何よりも、第2の心臓であるふくらはぎを重点的に鍛えるエクササイズだからです。食生活の改善と軽い運動である麦踏みエクササイズを組み合わせれば、高血圧の予防・改善効果がより高まります。

やり方はリズムに乗ってかかとを上げてからトンと落とすだけ。麦踏みをするような動きが、股関節や足首を柔らかくし、ふくらはぎの筋肉や土踏まず、かかとの骨を刺激します。

このことで、ミルキングアクションが起こり、滞りがちな下半身の血液が心臓に押し戻されやすくなって、高血圧の予防・改善ができるだけでなく、下半身のむくみの解消にもなります。

ただし一度やったからすぐに変わる、というわけではないので、毎日継続して日々の習慣にしていきましょう。

具体的なアクションは次のページを参照してください。

まず、「あなたを鍛えます。今日もがんばろうね、よろしくね」と、始める前にふくらはぎをさわりながら声をかけてください。自分の身体に感謝の気持ちを持ち、その部分を意識して動かすことで、より運動効果が上がるのです。

ポイントは2つ、大きい声を出してカウントしながらやること、そして、笑顔でやることです。大きい声を出すということは、ストレス解消にもなりますし、声に出して数を数えるためには、しっかり息を吐いて吸うので、「有酸素運動」がきちんとできるのです。怖い顔でやると筋肉もこわばってしまいます。反対に、笑っているときは筋肉がほぐれているので、運動効果がアップします。

やってみて、結構きついと感じている人は、第2の心臓であるふくらはぎの筋肉のポンプがふだん使われていないという証拠です。やると身体が温まってくるのは、筋肉を動かすことで、確実に血流がよくなっているという証拠です。その結果、心臓の負担が減って、血圧が下がるというわけです。

最初のポーズ **足をぴったりつけてまっすぐに立ちます。**
(以下同じポーズで①)

STEP1 **8で落とす** → 4回くり返す(**ふくらはぎ**の強化)

次ページの②の要領で、つま先立ちになって、ふくらはぎがきゅっと縮んだのを意識してください。つま先立ちのまま、1から8まで声に出して数えて、「8」でかかとを落とします(③)。顔は笑顔で、意識はふくらはぎに向けてください。これを4回くり返します。

⬇

STEP2 **4で落とす** → 4回くり返す(**土踏まず**の強化)

続けて、②の要領でつま先立ちになって、ふくらはぎに加えて、土踏まずを意識するようにします。土踏まずがしっかり上がっていることを確認しながら1から4まで数えて「4」でかかとを落とします(③)。これを4回くり返します。

⬇

STEP3 **2で落とす** → 4回くり返す(**かかとの骨刺激**)

少し速いテンポになります。②の要領でかかとを上げ、「1、2」と数えながら「2」でかかとを落とします(③)。顔は笑顔で、しっかり声も出してください。かかとの骨に刺激を与えている、ということを意識します。これを4回くり返します。

⬇

STEP4 **1で落とす** → 50回くり返す(**すべての強化**)

リズムよくかかとを落とします。テンポよくリズミカルに動かすことでセロトニンの分泌を促します。②の要領でつま先立ちになって、ふくらはぎ、土踏まず、かかとを意識しながら「1〜50」までを声に出して数えながらトントンとリズムに乗ってかかとを落とします(③)。50回続けましょう。

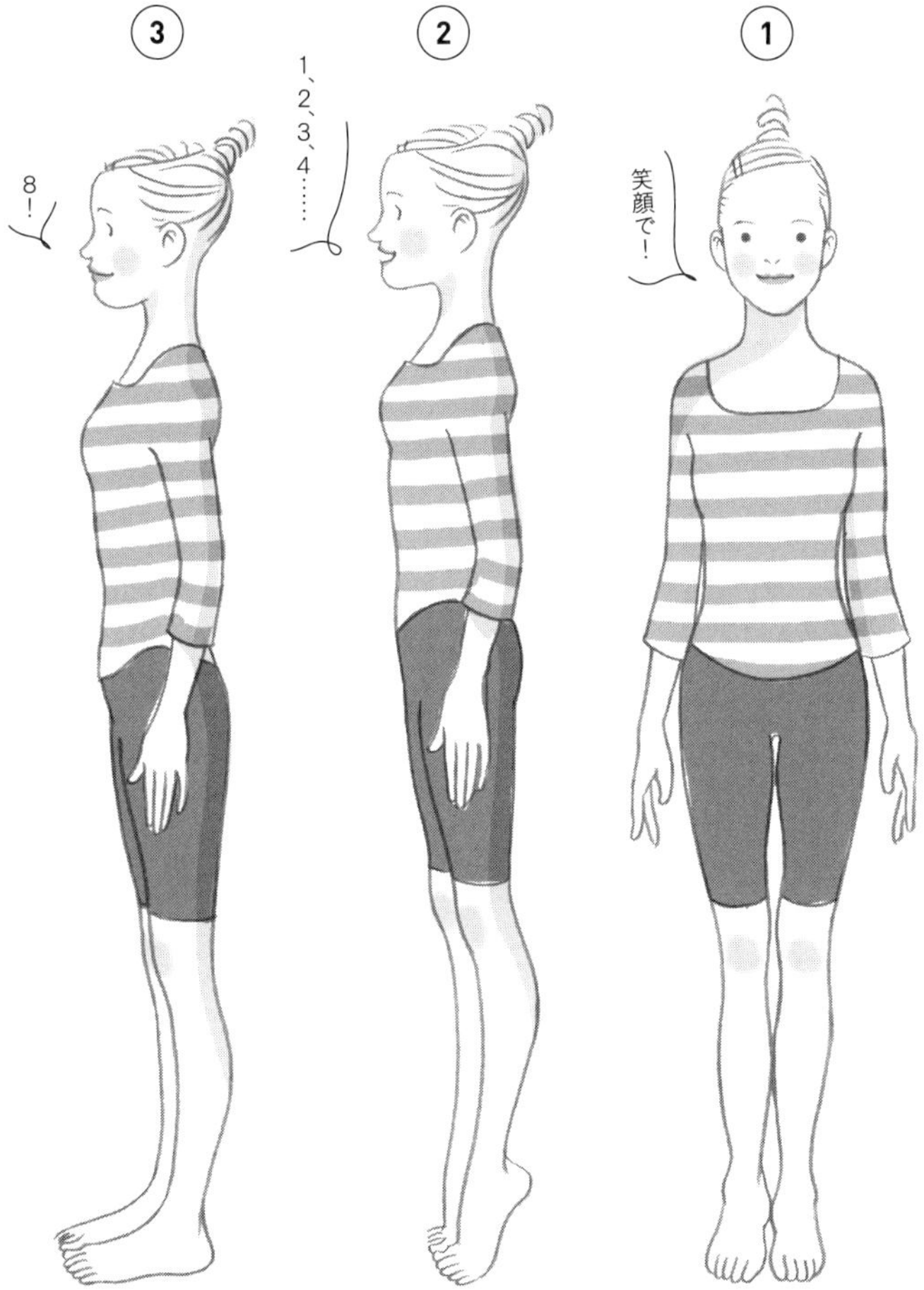

足をぴったりつけて
立ちます。

かかとを上げて、
数を数えます。

かかとを
落とします。

腰や膝に痛みがある時には、椅子に座ってやってもいいでしょう。それでもふくらはぎやかかとには十分刺激が伝わります。また、足元が不安定な方は、倒れないように壁や手すりなどにつかまって行ってもいいでしょう。

麦踏みエクササイズを行うと、筋肉からは成長ホルモンの「マイオカイン」、骨からは骨ホルモンの「オステオカルシン」が分泌されます。

筋肉から出る**成長ホルモンのマイオカインは、血圧を下げる効果や脳卒中の減少、動脈硬化の改善**が期待できます。

一方、骨ホルモンのオステオカルシンは、骨芽細胞が出す若さを生み出すメッセージ物質で、骨の中から血管を通じて全身に届けられます。すると、**血糖値を下げたり、動脈硬化を防ぐ効果が期待できます。オステオカルシンは、海馬を活性化するので、認知機能の低下を防ぐことでも大変注目されています。コラーゲンの分泌を促すこともわかっています。**

食事で改善

●食生活の見直し

私は10年前から、薬剤師の白衣を脱ぎ、今は本当の意味でみなさんに健康になっていただけるよう、ウォーキングレッスンと栄養指導をしています。

食事に関して私がまずお伝えしているのは、食べ物に感謝して食べる「感食」です。感食とは、私が独自に作った言葉で、「食べ物を作ってくれた人への感謝」「私たちの食べものになるために落とした命への感謝」「五感を思いきり使って感動して食べる」などの思いが詰まった言葉です。

「食」とは人を良くする、と書きますね。食べることは、ただ栄養を補給することではなく、楽しんで豊かな気持ちになり、人を良くすることであるべきなのです。そのために、同じ食事をするにしても、いつ、誰と、どこで、どんな気持ちで食べるか、五感をいかに使うかで消化、吸収、代謝がまるで違ったものになると考えています。

日本という国に住み暴飲暴食できる環境にいることがどんなに恵まれているかをまず知ることです。

私がおすすめしたい食事は、タンパク質、糖質、脂質といった三大栄養素と、食物酵素を含む生の野菜や果物、発酵食品をバランスよく摂ることです。そして酵素が働くために必須であるビタミン、ミネラルといった補酵素を含む食品、肉、魚、生野菜、果物、海藻、キノコも大切です。

食生活で一番大事なことは酵素をうまく摂取することだと思っています。

消化吸収にはたくさんの酵素を使うので、食べる量が多いほど消化酵素は多く使われます。酵素の総量は決まっていて、消化に使われる酵素が多いと、その分代謝に使われる酵素は少なくなります。暴飲暴食をしないことです。本当に「腹八分目に医者いらず」とはよくいったものです。

現代人が口にするもので、最も消化酵素が奪われるのは「薬」です。酵素が消化に総動員されれば、代謝に使われる酵素が少なくなり、白髪やシワが増えたり、ストレス太りになったりします。

なお、カロリーが控えめの人工甘味料は、自然のものではないので分解する時に多くの酵素を無駄に消費し、代謝に回らなくなり、身体を冷やしてやせにくい身体を作ってしまいます。

また、動脈硬化の改善や冠動脈疾患の危険因子を減らすためには、脂肪やコレステロールに気をつけた低脂肪食、低コレステロール食に切り替え、ＤＨＡやＥＰＡが豊富な魚を積極的に食べるようにしましょう。

気をつけなければいけないのは、三大栄養素の摂りすぎです。なるべくもとの形がわからなくなっている加工食品よりも、食品添加物の少ない、形が残っている自然な食品を摂りましょう。

私たちはとかく足りないものを補おうとしますが、こと飽食の日本においては、何を食べるかという足し算の発想ではなく、食べる総量を減らすという引き算の発想が健康を維持するために重要なポイントになると思っています。

必要以上に食べると、酵素が消化のためにどんどん使われて、結果的に免疫力を下げることになってしまいます。

●血糖値対策

高血圧と糖尿病は切っても切れない関係で、高血圧の人が糖尿病を発症する割合は、高血圧ではない人に比べて2～3倍高くなるといわれています。

血糖値が一番上がるのは、食後1時間なので、この間にいかに血糖値の上昇を抑えて、糖化を抑制するかという食後高血糖を防ぐ食べ方が大切になってきます。

まずは、ごはんやパンといった炭水化物を食べる前に、食物繊維が豊富な野菜やキノコ類をある程度食べてから、タンパク質を含む肉、魚類、そして、最後に炭水化物を食べるのが基本です。和食の伝統料理である懐石料理の順番は理にかなっているわけです。

●肥満の改善

肥満、とくに内臓脂肪型肥満（ウエストサイズ男性85㎝以上、女性90㎝以上）の人は、そうでない人に比べると、高血圧になるリスクが2～3倍高く、さらには糖尿病や脂質異常症など、心臓血管系合併症の危険因子も高まります。

糖質と脂肪分を制限し、良質のたんぱく質や野菜を十分取る食事療法をうまく取り入れながら、減量してください。

もし、減量しても血圧がすぐに下がらなかったとしても、糖や脂質代謝、血流の面で必ず効果があり、いずれ血圧改善に向かいます。

前述のとおり、感謝して食べる「感食」の気持ちを忘れずにいることで食べすぎを抑え、肥満も改善に向かうと思うのです。

●断食する

近年「ファスティング」という言葉をよく聞くようになりましたよね。ファスティングとは断食のことです。ふだんから食べすぎや睡眠不足傾向にある現代人は、胃腸などの内臓が全般的に弱っている場合が多いです。働きが低下した内臓は、定期的にファスティングを行うことで、機能を回復します。そのことが、高血圧をはじめとする生活習慣病の予防・改善につながります。

さらに、食べていない間は酵素が消化に回らなくてすみ、代謝酵素として働くので、冷えていた身体が温まり、血圧も安定します。

ファスティングは、基本的には固形物を食べないようにして、内臓を休めて、弱った体内機能を回復させることが目的です。私は半年に1度、自分の教室で3日間の断食合宿をやっています。これはダイエットを目的としているのはもちろんですが、それだけでなく自分の身体の声に耳を澄ませて、食べることを見直す重要な機会を作ることを大きな目的としています。

その合宿中に口にするのは、繊維質の入っていない発酵ジュースと水と少々の塩だけ。そうして胃腸を動かさないようにすると、内臓器官を休ませることができます。すると何が起こるかというと、食べすぎて処理しきれずに残っていた身体の老廃物が排泄され、自然治癒力がアップ。さらには、消化機能を休ませることで、次のような効果があるといわれています。

①デトックス効果…老廃物をなくし、脂肪が減ることにより、メタボが予防・改善される。

②免疫力を上げる…白血球が活性化し、免疫力がアップする。

③リラックス効果…脳内にα波が発生して、脳がリラックス状態になる。

この3日間の断食合宿は、短期間で目に見えてやせたり、数値が改善することを目標にしているわけではありません。あくまでも目的は、疲れている内臓器官を休ませて、身体が発している声に耳を澄ませることです。

ゆったりとした気持ちで自分と向き合うことで、必ず今まで気づかなかった何かに気づきます。

実際に参加した方の中には、すごく気持ちがスッキリしたという方や、身体が軽くなったという方、これまでになかったほどいろいろなアイディアが湧いてきたという方など様々です。また、75年間生きてきて、こんなにぐっすり眠ることができて、目覚めのいいさわやかな朝を迎えたのは初めてだ、という方もいました。血圧が高めで参加された方は、今まで薬は飲んでいなかったものの、160を切ることはなかったそうですが、ファスティング合宿2日目に130になり、あまりの効果に驚いていました。中には、自分自身を大切にしてこなかったことに気づいて反省する方もいます。このように、自分の心身を見つめて、今、ここにあることがありがたいことだと気づく、ということがとても重要です。

●ミネラルの摂取

血圧を下げる働きがあるといわれているミネラルのひとつであるカリウムは、野菜や果物、イモ類、豆類などに含まれています。

ただし、腎臓が悪い場合は、カリウムを制限する必要があります。また、食物繊維やカルシウム、マグネシウムを含む食物も降圧効果があるといわれています。

現代の食生活ではミネラル欠乏になりがちです。

ミネラルは、身体が作ることができないので、食べ物から摂取しなければなりませんが、作物が育つ土壌のミネラルが枯渇し、食品を精製、加工することでミネラルが失われてしまうことも大きな問題となっています。

意識してミネラルを摂るようにしましょう。

ノーベル賞を二度も受賞している科学者、ライナス・カール・ポーリング博士は

「全ての病態、全ての病気、全ての病弊を追求するとミネラル欠乏に行きつく」といっています。ミネラルは五大栄養素の核であり、骨や歯などの骨格を形成する、タンパク質や脂質の成分となる、血液や体液のPHを調整する、細胞の浸透圧を正常に保つ、ホルモンの成分になる、栄養素を細胞に届ける、酵素の成分となるなどの重要な栄養素です。

●食塩の制限

日本人の食塩摂取量の平均は1日13gです。

よって、高血圧の治療には、まず、その半分の6g未満に控えることが推奨されています。食塩感受性の人の場合、食塩を1g制限すると、血圧が0・5〜1mmHg下がるというのがひとつの目安です。

すでに日本人の食材には1日平均2gの食塩が含まれているといわれるため、調理等に使う食塩やしょうゆ、みそなどからの塩分を4〜6gに抑える必要があります。とはいえ、あまり厳密すると、減塩することがストレスとなって血圧を上げてしまう要因にもなってしまいます。

なお、加工食品、インスタント食品や、外食は意外と塩分量が多いものです。食塩量ではなく、ナトリウム量が記載されている場合もあるので、それを2・5倍すると塩分量が計算できます。

●お酒を控える

欧米や日本の主な高血圧管理のガイドライン（指針）は、男性でエタノールにして1日30ml程度まで、女性ではその半分までの量に制限することをすすめています。エタノール30mlは500ccビール1本、日本酒1合、ワイン2杯にほぼ相当します。酵素活性には個人差がありますが、お酒が好きな人は、ほどほどに飲むことをおすすめします。

ガイドラインを目安に、休肝日を週に1〜2日程度設けてください。お酒を飲む量が増えるほど高血圧になりやすく、毎日飲む人やアルコール依存症の人が節酒や禁酒をすることで血圧が下がることがわかっています。

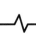

ストレスの軽減

ストレスは高血圧だけでなく万病の原因となります。第3章で説明したように、その中でも特に酸化ストレスは血圧を上げる要因です。血圧が上がるのは身体の防御反応でもあります。

心と身体の二本立てでストレスを軽減するといいでしょう。

私にとっての一番のリラックス法は「入浴」です。体が温まることにより副交感神経が優位に立ち、血管（特に抹消血管）が広がるので血圧が下がります。つまり、入浴は心と身体両方からリラックスできるのです。

次に「ウォーキング」。私は1日1時間のウォーキングを日課としています。第2の心臓といわれるふくらはぎをしっかり使った歩き方をすることで筋肉も鍛えられ、代謝も上がります。有酸素運動で血流が速くなれば、内皮細胞からはNOも分泌され、血管のしなやかさも保たれます。

ほかにもリズムを刻んで歩くことで脳からは幸せホルモン「セロトニン」が多く分泌されますし、歩くことが楽しいと思えれば、リラックス状態のα波も出ます。

心の面でのストレス軽減に心がけているのは「笑う」機会を増やすということ。声に出して笑うことで「幸せホルモン」セロトニンの分泌も促され、交感神経の緊張が緩むので、血圧を下げる効果が期待できます。

日常生活の中に、エッセンシャルオイルも取り入れています。香りは0・2秒で大脳辺縁系にダイレクトに届くといわれています。大脳辺縁系は感情や記憶を司《つかさど》っており、エッセンシャルオイルはストレスの緩和にかなり有効だと感じています。「入浴」や「ウォーキング」の時間が取れなくても、香りをかぐことはいつでもできます。

睡眠不足は交感神経を優位にさせ、血管収縮を招き、血圧を上げますから、質の良い睡眠を心がけることも重要でしょう。

自分がリラックスできる方法を見つけておくといいでしょう。

禁煙

タバコは、心臓血管系の病気にとって、特に重要な危険因子です。よって、禁煙は、高血圧の改善には必須条件となります。

第3章でも説明したように、タバコにはニコチンや一酸化炭素が含まれ、血圧を上げ、動脈硬化を促進させてしまいます。

電子タバコも普及し、「電子タバコならいいですよね」と考える方も多いでしょう。

電子タバコに関する長期的な研究は、まだないようですが、ニコチンや発がん性のある有害物質が含まれていることも指摘されています。

血圧に対する研究では、高血圧の喫煙患者に電子タバコに変更してもらい、6カ月、12カ月の安静時の血圧を測定したところ、降圧効果は認められたそうです（Int J Environ res Public Heatth.2013 Non;13(11):1123）。

日本禁煙学会の見解では、電子タバコにもニコチンが含まれること、紙巻きタバコと同様に発がん性物質が含まれること、発生する有害物質が見えにくいこと、受動喫煙による急性心筋梗塞のリスクがあることとしています。電子タバコなら安心！と安易に考えずにこれらのリスクがあることを知ってください。

まずは減煙から試して、自分でやめることができないなら、ニコチンガムを使ったり、禁煙外来に相談することも考えてみましょう。

この章では、薬に頼らないで血圧を下げる方法を具体的に提案してきましたが、いかがでしたでしょうか。それほど難しいものはなかったと思いますが、食事にしても運動にしても、今までの習慣をくつがえして新しいことを積み重ねていくのは簡単なことではないとは思います。

それでも、自分の健康を守るのは自分、という意識を持って、少しずつ楽しく実践していけば、必ず身体は答えてくれるはずです。

特にウォーキングと麦踏みエクササイズは、すぐにでも手軽に実践でき、効果が大きいものだと思います。一度、身体が気持ちいい、楽しいと感じてしまえば、またやりたくなるもの。やらなければという意識ではなく、やりたいと思えるようになれば、それが習慣となり、長く継続していくことができるでしょう。

おわりに

降圧剤については、実に多くの方から相談をお受けします。高血圧症と診断されて降圧剤で血圧を下げることが本当に真の健康を得ることにつながっているのでしょうか？

あなたはこの本を読み終えて「毎日薬を飲んでいるおかげで健康でいられます」といいきれますか？

真の健康とは、薬に頼りきることなく、自分の身体の声に耳を傾けながら生活習慣を変えることで手に入れられるものだと思います。

本書では、その具体的な方法も提案しています。

薬はあくまで症状を抑えてＱＯＬ（生活の質）を上げるためのもの。薬が病気を治してくれるわけではありません。薬が素晴らしい効果を発揮するのは、先天的な病気や、ウイルス・細菌などが原因の伝染病や感染症といった急性の病気の場合です。

では、高血圧のような生活習慣病の場合はどうでしょうか。服用で数値だけ下げても根本の原因に向き合わなければ、それは症状を抑えているだけです。

薬で症状を抑えることでのリスクはここまでお話ししてきたとおりです。飲み始めたらコントロールが必要な降圧剤は、もっと慎重に処方されるべきでしょう。

そもそも、本当にこの薬は飲む必要があるのか、と立ち止まって考えてみてほしいのです。国民皆保険という恵まれた環境に住む日本人が他の国の人たちに比べて健康かというと、どうでしょうか。

「人間は自らの中に100人の名医がいる」というのは西洋医学の父・ヒポクラテスの言葉とされています。100人の名医とは自然治癒力のことで、私たちにもともと備わっているものです。

実は、かくいう私も、白衣を着て薬剤師をしていたころは、慢性的な肩こりと頭痛に悩まされ、「一生のおつきあい」だと思って、何の疑問も抱かず、30代ですでに一日17錠の薬を飲んでいました。

整形外科での検査の結果、医師から「頸椎がズレている。肩こりも頭痛もそのせいだ」といわれたのがきっかけでした。「骨格のせいであれば仕方がない」と思ったのです。

ところが、「薬を使わない薬剤師」を目指して勉強し、適切な運動法を身に着け実践したところ、長年悩まされてきた激しい肩こりと頭痛があっという間に消えてしまったのです。痛みの原因は頸椎のズレではなく、猫背など姿勢の悪さと運動不足で血流が滞っていたことだったのです。それ以降、1日も欠かさずに飲んでいた薬をすべて手放すことができたのは、私にとって奇跡でした。

その後、ウォーキングや食事療法を生活に取り入れ、血管年齢59歳（当時の実年齢40歳）を、26歳（実年齢60歳）まで若返らせることもできました。

確かに日本は世界有数の長寿国ですが、長寿の人が多いということと健康な人が多いということは、必ずしも一致していません。医療の進歩によって健康ではない状態でも命を長らえることができるようになっているからです。

最近聞いた知人のお姑さんの話ですが、1カ月半もの間、何本ものチューブにつながれて延命治療を受けたのち、亡くなる3日前に担当医をにらみつけて「先生、いつ死なせてくれるんだね!!」と残った力を振り絞っていい放ったそうです。よほど苦しい1カ月半だったのではないかと容易に想像がつきます。

痛みは身体のアラーム。血圧も同じだと思います。血圧が高めだとわかった時こそ、自分の心や身体に耳を傾けるいい機会だと思うのです。自分が無理な生活をしていないか、疲れすぎていないか、自分を大事にしているか、というふうに……。そして、生活を改めることで、身体は自然治癒力を発揮して、良い方向に変化します。

厚生労働省は、「健やか生活習慣国民運動」の中でメタボ対策のスローガンとして、「1に運動、2に食事、しっかり禁煙、最後に薬」を掲げています。

これは私が作ったのかと錯覚するほど、とても賛成できる素晴らしい標語です。薬という漢字は、草冠の下に、楽しいという字を書きますが、中には「木」があって、まさに薬というものの本来の姿を表していると思うのです。本来薬というものは台所にあるもので、木から取れたり草であったり、それが私たちの身体を元気にしてくれるもののはずです。西洋医学の合成したクスリではないのです。

血圧はあなたの身体の健康を知るバロメーターです。

身体に耳を傾ける良い機会と思い、是非自分の血圧と向き合ってください。

危険因子があるなら、運動や食事といった自然の薬での改善をトライしていただき、あなたの大切な健康を維持してください。

最後まで読んでくださりありがとうございました。この本が皆さまの健康の一助となることを願い、ペンを置きます。

宇多川久美子

参考文献

石川太朗『血圧の薬をやめたい人へ　降圧薬の真実』(幻冬舎ルネッサンス新書)
宇多川久美子『薬が病気をつくる』(あさ出版)
宇多川久美子『それでも薬剤師は薬を飲まない』(廣済堂健康人新書)
大櫛陽一『長生きしたければ高血圧のウソに気づきなさい』(ベストセラーズ)
加藤雅俊『薬に頼らず血圧を下げる方法』(アチーブメント出版)
苅尾七臣『健診で血圧が心配ですよと言われた人の本』(法研)
島田和幸『健康診断で血圧値が高めの人が読む本』(幻冬舎)
松元光正『高血圧はほっとくのが一番』(講談社＋α新書)
「高血圧治療ガイドライン2014」日本高血圧学会
「高血圧治療ガイドライン2019」日本高血圧学会

大櫛陽一「高血圧治療ガイドラインのデータに基づく検証」医療情報学　28(3):125-137
JAMA. 2014 Feb 5;311(5):507-20. doi: 10.1001/jama.2013.284427.

参考HP

▷公益財団法人日本心臓財団
https://www.jhf.or.jp
▷JHospitalist Network
http://hospi.sakura.ne.jp
▷メディカルオンライン
http://www.medicalonline.jp
▷筑波大学生命環境科学研究科　谷本研究室
http://kt-b1-mac1.tara.tsukuba.ac.jp/~tanimotokeiji/Keijis/Welcome.html

著者　宇多川久美子（うだがわ・くみこ）

1959年千葉県生まれ。明治薬科大学卒業。薬剤師・栄養学博士（米AHCN大学）。一般社団法人国際感食協会代表理事。（有）「ユアケー」代表取締役。NPO法人「統合医学健康増進会」常務理事。
医療の現場に身を置きながら薬漬けの治療法に疑問を感じ、「薬を使わない薬剤師」を目指す。現在は、自らの経験と栄養学・運動生理学等の豊富な知識を活かし、感じて食べる「感食」・楽しく歩く「ハッピー☆ウォーク」を中心に、薬に頼らない健康法を多くの人々に伝えている。主な著書に『薬剤師が教える薬に頼らず長生きする方法　それでも「コレステロール薬」を飲みますか？』『薬を使わない薬剤師が教える睡眠薬　その一錠が病気をつくる』（共に小社刊）、『薬を使わない薬剤師の「やめる」健康法』（光文社新書）、『薬剤師は薬を飲まない』（廣済堂健康人新書）、『薬が病気をつくる』（あさ出版）、『薬を使わない薬剤師の断薬セラピー 薬をやめれば、病気は治る』（WAVE出版）等がある。

一般社団法人国際感食協会 http://kanshoku.org/

Staff
アートディレクション　尾崎文彦（tongpoo）
ブックデザイン　目黒一枝、島崎未知子（tongpoo）
イラスト　岡本典子
編集協力　唐澤由理
編集制作　早草れい子

薬を使わない薬剤師が教える
血圧を下げるのに降圧剤はいらない

2020年 1 月30日　初版発行
2023年12月30日　9 刷発行

著　者　宇多川久美子
発行者　小野寺優
発行所　株式会社河出書房新社
〒151-0051　東京都渋谷区千駄ヶ谷2-32-2
電話　03-3404-1201（営業）
03-3404-8611（編集）
https://www.kawade.co.jp/
印刷・製本　株式会社暁印刷

Printed in Japan
ISBN978-4-309-28769-0